疫起

亞東紀念醫院
COVID-19 照護經驗

攜手

亞東紀念醫院 著

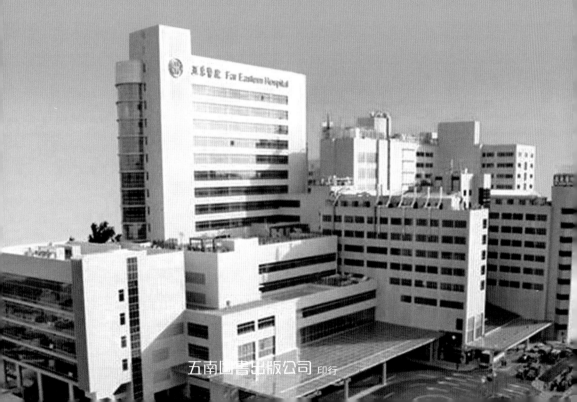

五南圖書出版公司 印行

處變不驚，穩步前行

邱冠明

亞東紀念醫院院長

2021 年，對許多臺灣人而言是不堪回首的一年。

當新冠肺炎疫情以迅雷不及掩耳的速度蔓延開來，臺灣民眾生活型態驟然改變，學校停課，許多公司分流上班，社會上人心惶惶，醫療量能吃緊，許多經濟活動降載至最低，甚至影響生計；所幸在全體國人的配合與一線人員不畏辛勞的奮力抗疫之下，終讓我們跨過一道艱難卻關鍵的坎。

而亞東紀念醫院因位處於疫情風暴的中心，歷經了院內感染的威脅，承載著超額照護的需求與期待，在這場內外交迫的疫癘之戰中，動員全體同仁靈活應變，以堅定的意志，齊心協力救死扶傷，一路與時間賽跑，與病毒奮戰，終於成為全臺收治重症病人最多的醫院，也承接了許多公共衛生防疫任務，不但在疫情期間充分發揮關鍵角色，也重拾民眾、社區對醫院的信心。

然而，病毒並未遠離，病毒仍以不斷變種之態威脅著我們，而它所留下來對生活、經濟、醫療服務型態的影響也還在持續。因此，值此新冠肺炎疫情稍緩之際，回首記錄那段亞東紀念醫院全體同仁夙夜匪懈、汗流浹背的抗疫點滴，希望諸多的抗疫思維與作為，都能夠藉由此書經驗傳遞，分享予醫界與學界的朋友，也照見那段與病毒交鋒的期間，亞東紀念醫院各領域的同仁如何發揮專業角色的價值，義無反顧的承擔風險照護病人，並且維護醫院良好運作；更難能可貴的是，大家願意打破專業領域的藩籬，共同跨域合作斜槓出強大的應變能量，共同完成許多院內外的重要任務。

或許有人說，疫情改變了世界的走向，也有人說，它加速了歷史的進展，但無論如何，它都讓我們逐漸適應「滾動式調整」的日常，也讓我們從中獲得許多啟發。

　　臺灣即將迎接農曆春節，而那正是武漢封城滿兩週年的日子。雖然疫情的陰霾仍揮之不去，但透過兩年來翻天覆地的變化，讓我們從中學習如何探查先機，如何定義與因應不斷改變的環境，隨時保持警覺，發揮組織決策與運作的敏捷力；也讓我們學著在危機中找到轉機，提升快速轉變服務量能的靈活性，保有在高壓下維持運營的耐力，以創造永續的價值。

　　更重要的是，疫癘之戰揭示了世界的多變與複雜，而病毒不分地域、人種、性別的全面性傳播與侵襲，更啟發了我們，唯有拋開成見，不分彼此的一起攜手，尋求共同協作與互補的合作模式，才能讓我們克服未知的挑戰，處變不驚，穩步前行。

總策劃序

當疫情蔓延時
——擴張亞東照護帳幕

周繡玲

亞東科技大學醫護暨管理學院院長及護理系系主任

亞東紀念醫院院長室顧問

　　2019 年年底大陸爆發新冠肺炎病毒（COVID-19）感染，隨之造成全球大流行，而臺灣從原本的防疫模範生到 2021 年 5 月中旬 COVID-19 疫情變化又快又猛，防疫層級升至第三級，使得疫苗施打的人選或歲數的安排順序、COVID-19 篩檢，不斷牽動人們的喜怒哀樂。新北市收治確診新冠肺炎個案數是全國最多的城市，亞東紀念醫院位於重災區板橋，當時身為亞東紀念醫院疫情應變中心指揮官的邱冠明副院長（2021 年 8 月 1 日升任院長）帶領全體同仁，除需面對院感事件的各方威脅，亦承擔新北疫情重災區收治全國 11% 的重症病人及全國 8% 的確診病人，發揮院方的理念及宗旨，持續提升醫療品質、善盡社會醫療責任。另亞東紀念醫院為確保全體同仁能心無旁鶩，擴張照護帳幕，齊心投入防疫工作，共同對抗 COVID-19 病毒，除積極關懷同仁的需求，亦確認防護裝備、感染動線、制定防疫標準流程等。所幸同仁在 2003 年 SARS 席捲臺灣時就有相關防疫經驗，再加上 2020 年醫護人員不斷 repurposing 學習照護確診個案的方式，經由過往經驗及配合中央流行疫情指揮中心，不斷更新「嚴重特殊傳染性肺炎」標準化的流程，超前部署，滾動式調整，不僅讓全院同仁在防疫過程中能安心，同時也需讓他們的家人放心。雖然照顧的負擔增加，同仁仍堅守崗位，守護民眾健康，此時此刻，更顯得彌足珍貴。另外，亦有不少退休的醫師／醫事／護理人員，在疫情蔓延期間主動連繫新北市衛生局，希望能分擔臨床工作，超過百名的

退休護理師，共同組成「新北護理防疫隊」，擔任電話聯絡大使，包括居家隔離者進行健康關懷、提供防疫衛生教育及照顧資訊、發送居家隔離單等工作。

照顧確診個案期間，看到病人在醫院中孤單離世，民眾施打疫苗後驟逝…，每一樁事情都顯示生命的脆弱，面對疫情所帶來的種種衝擊，唯有調整心態，「讓過去離開，換恩典進來」，醫院的院感事件非大家所願，但不妨以公民思維去思考，在別人的需要上，看到自己的責任。縱使各方資源有限，但對抗疫情的意志是無限的，上帝給我們福杯滿溢的祝福，不但讓我們能維持原來兩個加護病房 40 張床的醫療量能，同時開啟 58 床新冠肺炎專責加護病房，如何調派足夠具有加護照護能力的醫師及護理師立即成為加護病房的照顧人力，著實考驗主管的智慧。引用《聖經》裡的一句話：「我們曉得萬事都互相效力，叫愛神的人得益處。」此時正好適用。因著護理部晉升主管的條件就是需至加護病房受訓至少半年以上，故得以調派所有單位的副護理長進駐專責加護病房成為最佳的選擇。此外，新冠肺炎專責病房亦開設 145 張床，需要更多照顧人力的投入，則全院號召自願到專責病房的醫師及護理師，由於疫情升溫，住院及開刀需求的病人減少，故重新分配專責病房的照護人力以照護確診住院病人。雖然不同的專科難免讓人擔心，但工作同仁參與整個流程的規劃，知道照顧過程中可能面臨的情境，心理有所準備，因而沉穩應對，即便是專責病房／加護病房，所有醫師／醫事／護理師亦都能執行最佳的防護措施，保護自己、同仁及病人。

2021 年 5 月中旬雙北確診人數暴增，新北市政府衛生局為使輕症確診者能打斷傳播鏈，全部集中於集檢所，亞東紀念醫院於 5 月 27、29 日臨危受命承接板橋及三重兩家加強版集檢旅館（共 412 間房間）收治輕症確診個案，同時又配合國家政策，負起院內外疫苗施打及 PCR 檢測，甚至於 9 月至 10 月臺灣受到新冠肺炎 Delta 變異株的侵襲，再次承接三重集檢所，作為民眾被匡列集中隔離場所，面對如此龐大的院內外防疫相關業務，全院五千多位員工（包含外包人力）重新調整（repurposing）人力，凝聚力量，毫無退縮，配合防疫中心的政策，站在抗疫第一線。

為能將此次亞東紀念醫院防疫的經驗加以傳承，在林芳郁院長及邱冠明

副院長支持之下，於 2021 年 7 月至 8 月舉辦 5 場一系列線上 COVID-19 照護研討會，感謝全院各單位熱烈響應，共收錄 34 篇 COVID-19 照護工作實錄及流程建置的論述稿。

　　本書籍得以完成，感謝所有作者在文章內容付梓過程的撰寫及校稿外，亦感謝財團法人徐元智先生紀念基金會在出版經費的贊助；賴宜芳督導擔任主編重責大任、五南圖書出版公司王俐文副總編、文字編輯金明芬、吳韻如小姐與書籍封面設計徐小碧小姐，還有許多共同為此本書籍付出的同仁，僅此致謝。本書內容以專業論述方式，分類彙整為「疫」情蔓延—運籌帷幄、「疫」無反顧—正面迎戰，以及「疫」起走過—攜手前行。

　　「疫」情蔓延—運籌帷幄，論述面對 COVID-19 院感事件、感管師的角色及疫情下的資訊系統調整，包括住院病人與陪病者 TOCC、PCR 及快篩追蹤、疫苗注射狀態、陪病者每日健康紀錄，以及病人來自機構或洗腎中心等查詢；「疫」無反顧—正面迎戰，則是說明門、急、住的防疫應變措施、專責病房及加護病房的床位調整、人力整備、角色重置與再學習、環境動線再優化、加強版集檢所設置、單株抗體的處置、剛性需求需入院接受治療病人之因應及社工服務等；「疫」起走過—攜手前行，則論述各單位在復歸重啟的相關配套防疫作為。

　　在 2021 年歲末年終之際，回首防疫這條路，沒有贏家，沒有從天而降的英雄，只有挺身而出的你我。亞東擴張照護帳幕這半年多以來，展現群策群力、同島一命的精神，齊心對抗新冠肺炎病毒，一起護衛我們的臺灣及新北，每當看到確診病人解隔出院，成為照護最大的喜悅及成就感。未來不管新冠肺炎病毒如何的變異，仍需人民團體、地方政府共同協作，藉由不斷持續溝通、演進及改善的過程，如此我們才能面對新的生活常態，期待此 COVID-19 照護經驗可作為學界或醫護界日後防疫之參考。

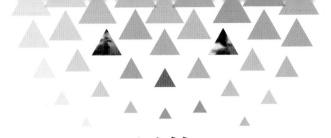

——目錄——

疫起攜手
亞東紀念醫院 COVID-19 照護經驗

「疫」起走過──攜手前行

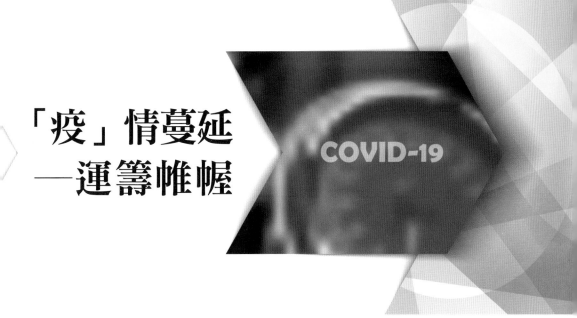

「疫」情蔓延
——運籌帷幄

COVID-19 院感事件之應變

洪嘉蕙[1]、林淑惠[2]

亞東紀念醫院護理部督導[1]、護理長[2]

）摘要

　　COVID-19 可說是二十一世紀最嚴重的傳染病，造成的死亡人數遠比其他病毒性傳染病高出許多。面對這場全球性的浩劫，臺灣的防疫表現初期獲得國際肯定，然而 2021 年 5 至 7 月雙北突然爆發群聚感染，亞東紀念醫院也因為住院中的病人確診而發生院內感染。所幸平日的嚴謹訓練在此時發揮最大的應變能力，匡列、隔離、切斷傳播鏈，即時阻絕病毒擴散；公開透明的訊息溝通，減輕病家及醫護同仁的不安與恐懼；運用電話、LINE 等通訊工具關懷隔離醫護，並且提供防疫險補助、防疫隔離假等措施穩定同仁不安的心情。面對院感事件，我們雖然感到挫折，卻沒有因此卻步，整備後重新出發，選擇站在對抗病毒的最前線，將病房轉型為新冠肺炎專責病房，共同扛起抗疫重責。

）前言

　　自 2019 年 12 月開始，一種人類不了解的新型病毒從中國快速擴散到全世界，這種新型病毒所導致的疾病最終被定名為嚴重特殊傳染性肺炎（Coronavirus Disease-2019, COVID-19）（衛生福利部疾病管制署，2021a）。

　　COVID-19 可說是二十一世紀最嚴重的傳染病，至今已經造成全球 2.38 億人確診，488 萬人死亡（衛生福利部疾病管制署，2021b）。臺灣在這次 COVID-19 大流行的疫情當中，初期表現亮眼，是世界公認的模範生，然而 2021 年 5 月諾富特飯店、獅子會、萬華茶藝館等群聚事件陸續發生，雙北淪為疫情重災區，2021 年 5 至 7 月雙北確診人數高達 11,576 人（衛生福利

部疾病管制署，2021c），而亞東紀念醫院身處新北一級戰區，首當其衝受到病毒攻擊，5 月 14 日一位住院中病人確診 COVID-19，進而爆發院內群聚感染事件，造成 11 位病人、12 位陪病者及 3 位護理師確診。此次院感事件儼然已是亞東紀念醫院不可抹滅的黑歷史，然而面對問題、解決問題，以及經驗傳承是醫療進步的不二法門，本文分別敘述院感事件匡列、相關應變及病房重新復歸等作為，期待此次抗疫經驗能成為未來對抗不明傳染疾病的最佳利器。

一、院內群聚感染事件及相關應變作為

（一）院內群聚感染事件

1. 指標個案之描述：指標個案有慢性阻塞性肺病、氣喘、高血壓、糖尿病及冠心症病史，5 月 9 日因咳嗽、呼吸喘、頭痛至急診求治，當時胸部 X 光呈現無肺炎情形，入住胸腔科病房，由於個案生性開朗，喜歡結交朋友，住在胸腔科病房期間與鄰床病人相處融洽，往來頻繁，也經常到交誼廳看電視、與其他病人及陪病者互動。住院期間出現發燒症狀，進一步旅遊史、職業、接觸史、群聚史（travel history, occupation, contact history, cluster, TOCC）詢問，家屬告知護理師個案有萬華茶藝館接觸史，經 COVID-19 核酸檢測，於 5 月 14 日確診罹患 COVID-19，因發燒、呼吸喘、血氧不足等症狀，轉入加護病房隔離治療。

2. 接觸者匡列：5 月 14 日胸腔科病房進行全部病人、陪病者及醫護人員核酸檢測，之後陸續爆發其他病人、陪病者及醫護同仁確診，依據「醫療機構因應嚴重特殊傳染性肺炎感染管制指引」、本院終端實名制的資料、病人檢查、治療的足跡及醫護人員班表，進行密切接觸者匡列。自確定病例發病前 3 日至被隔離前、未著 N95 口罩及護目面罩、24 小時內與確診個案有 2 公尺內近距離接觸累計達 15 分鐘（含）以上者，匡列為一級接觸者。院感事件病房內未被匡列為一級接觸者之醫護工作人員、其他病人及其陪病者，匡列為二級接觸者。

（二）群聚感染之相關應變作為

為避免疫情擴散，本院立即啟動一系列應變措施：

1.切斷傳播鏈：周等人（2020）透過文獻回顧發現 COVID-19 主要經由飛沫、氣溶膠及環境傳播，而限制人與人近距離接觸能有效降低 COVID-19 傳播。林等人（2020）研究指出受汙染的環境設備可能成為微生物傳播的媒介，建議增加清潔頻率。因此當發現住院病人確診時，針對病人、陪病者、醫護人員及病室環境管理進行以下措施：

⑴ 依照衛生福利部疾病管制署公告之「醫療機構因應嚴重特殊傳染性肺炎感染管制指引」進行密切接觸者匡列。匡列時間自確定病例發病前 3 日起，至被隔離前為止；匡列對象包含：① 與確定病例同病室病人及其陪、探病者；② 未採取適當防護之直接提供照護、接觸的醫療照護工作人員；③ 曾經在無適當防護下，24 小時內與確定病例有 2 公尺內近距離接觸累計達 15 分鐘（含）以上者，共匡列 456 位病人及陪病者，醫護人員部分則匡列了 169 人，其中 56 人為密切接觸者，協助進行居家隔離。

⑵ 院感事件病房暫停辦理出入院，打斷傳播鏈，避免疑似個案汙染社區。

⑶ 安排院感事件病房檢測陽性之確診者至 COVID-19 專責病房隔離治療。核酸檢測結果為陰性者比照疑似個案進行照護，第一階段先於原單位隔離，並密切觀察 COVID-19 相關症狀；同時整備檢疫病房，於第二階段將院感病房的病人清空，轉至檢疫病房一人一室持續隔離治療。

⑷ 由於交誼廳和配膳室是許多確診者共同的足跡，當時的環境極可能已經遭受汙染，因此立即關閉交誼廳、配膳室等公共區域，並以 0.6％漂白水進行環境清消。

2.減輕隔離病家的不安與恐懼：恐懼與不安是挫折人類心志的頭號殺手，更可能造成永久的心理創傷。亞東紀念醫院透過以下措施，減輕院感事件病房病人及家屬的不安情緒：

⑴ 提供正確且清楚的訊息，並協助解決病房隔離的不方便：面對突如其來的院內群聚感染，相關人員難免惶惶不安，而適當披露清晰、準確的訊

息則有助於穩定人心。因此，醫療團隊逐一向病人及家屬說明當時狀況，取得病家配合相關隔離防疫措施，並協助解決住院期間生活所需，如尿布、衛生紙、洗髮精、沐浴乳等日用品。病人及陪病者的三餐由醫院營養科提供；定時定點收取病人家裡送來的物資，並由護理師協助轉交。

(2) 護理人員無法全時陪在隔離病人身邊，因此必須找到一個隨時可溝通的方式，初期我們運用護理呼叫系統（nursing call system）與隔離病人溝通，安撫病人情緒，之後取得病人同意，在每個病室內架設智慧攝影機，護理師則運用平板電腦作為溝通工具，溝通效能獲得大大的提升，除了病人可以即時反映問題外，護理師也可透過影像觀察病人狀況，提升病人安全，因此病家及護理人員都十分滿意。

(3) 我們以電話聯絡確診者家屬，一方面告知病人目前狀況，另一方面也聯絡近 3 天有來探視病人的家屬，提供相關的防疫衛教，讓留在家裡的其他病人家屬也能安心。

3. 隔離醫護的關懷與安置：平時照顧病人的醫護人員一夕之間變成確診病人或隔離的對象，心理情緒夾雜著錯愕、擔心、害怕、焦慮甚至憤怒，都是可能的情緒反應，針對需隔離的醫護人員，本院相關照顧措施如下：

(1) 安排隔離居所：經匡列密切接觸者後，盤點出需接受居家隔離之醫護人員有 56 人，而多數同仁平日與家人同住，需另外安排隔離居所。本著照顧同仁的初心，我們立即盤點宿舍空床數量，同時卸載外科病房，以一人一室單人套房，作為醫護隔離處所。

(2) 提供日常生活需要的相關物品：許多醫護人員臨時接到隔離通知，匆促住進院方安排的隔離房間，醫院免費提供隔離同仁換洗衣物、衛生紙、飲用水等日用品，三餐也由院方提供，並安排專人遞送。

(3) 護理部每日電話關懷：護理部主任及督導每日以電話關懷隔離同仁，列表造冊登錄同仁身心狀況、生活起居的需要及家屬有無關懷需求（圖一）。同時打電話給同仁的家長，了解家長的擔憂及告知隔離同仁的狀況，讓家長安心。

(4) 成立「居家隔離寶寶群組」：以 LINE 群組成立居家隔離寶寶群組」（圖二），同仁可以在群組內聊天、互相鼓勵、討論三餐飲食，也可抒發情

姓名	地點	體溫	疫苗	保險	家屬關懷需求	事由	追蹤/建議
劉	外宿	36.3	NO	Yes	暫無須協助	5/14 c/o 喉嚨痛,有發燒,於5/16 上E班,5/17完成採檢。目前外宿中,食物及水存整約不便,請求協助食宿。無耳溫槍 可監測體溫欲申請施打疫苗。	密切關懷現有症狀及是否出現新增症狀並監測體溫變化 協助匯報諮詢問
林	宿718	3月		Yes	暫無須協助	s/s ==> 目前無身體不適相關症狀。垃圾清運穩握協助處理	協助處理:可向宿舍舍監家取垃圾袋,垃圾自行打包分類依時間置放於房門口外以協助清運 *叮囑自主健康管理每日線上傳體溫紀錄及若有不適可上傳回報並通知護理師關懷小組
陳	13G07	36.1	5/14		暫無須協助	家人住金門約半年未回去可自行與家人連繫飲用水索取	每日供水外,另可於取餐時索取(調整每日供水量)

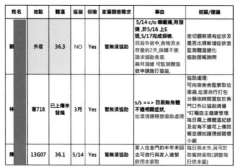

▲ 圖一　電話關懷並列表造冊

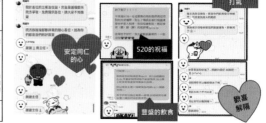

▲ 圖二　居家隔離寶寶群組

緒,提出需求。護理部也透過這個群組鼓勵同仁,為同仁祈禱。「居家隔離寶寶群組」是醫院與隔離同仁間一個溫馨的溝通管道,獲得同仁一致的肯定。

(5) 隔離期間核酸檢測(PCR)安排:由於新冠肺炎經常有核酸檢測(PCR)陰轉陽的案例,因此針對居家隔離期間之同仁,於隔離前3天進行3次核酸檢測(PCR),其中有2位護理師在二採時由陰轉陽,改列確診個案。解除隔離前再進行1次核酸檢測(PCR),確認為陰性才能復工,其中1位護理師於解隔前第四採轉為陽性,延長隔離7天,解除隔離前再次採檢為陰性,才予以解隔及復工。

(6) 防疫險及防疫假申請:2020年年底,國內數家人壽保險公司推出防疫險,本院本著照顧同仁的初衷,多一分準備多一分安心,今年年初即鼓勵同仁要有風險管理的觀念,除了一連串的防疫訓練及措施外,更實質給予防疫險保費補助,讓戰士可以安心作戰,無後顧之憂。確診的醫護同仁及密切接觸者,配合政策需進行隔離,隔離期間無法出勤,因此我們在請假系統增設防疫隔離假(公假),免除同仁在考勤方面的擔憂。

4. 環境動線改善與支援人力整備:當發生院內群聚感染,單位內的環境視為汙染區域,所有病人及陪病者視為疑似個案,故重新規劃院感病房裝備與環境動線,說明如下:

(1) 卸載外科病房,護理人員則進駐接手院感事件病房的照顧事宜,所謂「養兵千日,用在一時」,新冠肺炎侵襲臺灣期間,每個單位都有練習穿

脫隔離裝備及進行住院病人確診運送演習。因此，雖是外科病房護理人力臨危受命，亦能即時承接任務。每日利用交接班時間宣導新的動線及防疫措施，並隨時稽核同仁穿脫隔離衣的正確性，提供住宿房間供同仁申請，安撫照顧疑似個案不安的心情。

(2) 提供充分的防疫物資，醫護人員的防護裝備採最高規格，如雙層手套、雙層隔離衣（內層兔寶寶裝及外層防水隔離衣）、N95 口罩、外科口罩、護目面罩、髮帽及鞋套。

(3) 清楚界定汙染區、緩衝區及乾淨區，分別設置穿著及脫除防護裝備的地點及相關用物，並張貼穿脫隔離衣的海報，時時提醒並正確操作。

(4) 將院感事件病房的病人於三採陰性後移轉至檢疫病房，針對環境大規模徹底清消。靜置 24 小時後，以 0.6% 漂白水清消環境，卸除病室內窗簾及圍簾，針對病床、陪客椅、床旁桌、浴廁、電燈及空調開關、門把、工作車等處以 0.6% 漂白水做細部消毒，之後進行環境採檢並確認報告為陰性。

（三）病房重新復歸計畫

由於當時新北市疫情非常嚴重，專責病房不敷使用，而本院是新北市唯一的醫學中心，責無旁貸扛下這個重擔，因此院感事件病房重啟後立即改為收治確診個案的專責病房。以下就環境動線規劃、護理人員復歸準備及建立照護流程與常規逐一說明。

1. 環境動線規劃及相關物品設置：

(1) 環境動線規劃：院感事件病房原是一個四通八達有許多出入口的病房，因此 5 月 25 日完成環境清消、採檢陰性後，本院工務團隊立即進場施作，透過木作隔間及透明塑膠帷幕將環境分成汙染區（紅區）、緩衝區（黃區）與清潔區（綠區）（圖三），病室內為汙染區，走廊及卸除裝備處為緩衝區，人員著裝和休息的地方為清潔區。緩衝區設置一個入口和出口（圖四），出入口為單行通道，人員於著裝處穿好防護裝備，由入口進入緩衝區再進入病室內照顧病人；完成治療後在病室內脫除最外層的裝備（紅區），再到卸除裝備處（黃區）脫除內層防護衣等裝備，由出口離開緩衝區。確診個案則搭乘專用電梯，從電梯旁邊的入口進入病室。

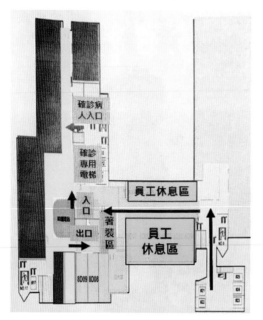

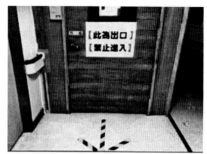

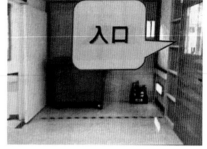

▲ 圖三　專責病房動線規劃　　　　　　　▲ 圖四　出入口規劃

　　(2) 相關物品設置：為避免交叉感染，每一間病室內配置一個血壓計、電子體溫計、血氧監測儀和快煮壺（圖五），並提供垃圾桶和汙衣桶，方便病人丟棄生活垃圾和換洗的衣服、床單（圖六）。玄關處是醫護人員脫除外層隔離衣的地方，於牆上張貼脫除隔離裝備的海報供人員參閱，放置酒精、檢體收納盒、垃圾桶及針頭回收桶等（圖七），增加人員作業的便利性。

　　2. 護理人員復歸準備：

　　(1) 護理人員復歸意願調查：胸腔科病房的護理人員歷經了院感事件、隔離，甚至同袍確診等經歷，復歸後單位又已經改為專責病房，對同仁會不會是另一個心理創傷？因此，在解除隔離前運用 LINE 進行復歸意願調查，結果 26 位護理師全部都願意回歸，也樂意照顧確診病人（圖八）。

　　(2) 教育訓練及防災演練：為使護理師在解除隔離後能儘速熟悉專責病房環境設置及相關作業流程，錄製環境影片、線上學習檔案，使護理師在隔離期間就可以熟悉環境及動線、相關照護流程與常規，並運用 LINE 群組功能進行討論，提早學習與適應。由於轉型為專責病房後單位多處以木作隔

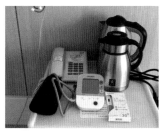
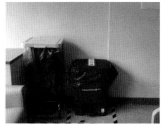

▲ 圖五　血壓計等物品　　　▲ 圖六　垃圾桶及汙衣桶

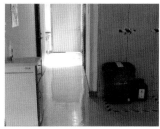
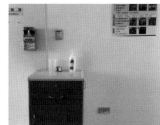

▲ 圖七　玄關處脫除外層隔離衣

間，消防動線因此有所不同，病房啟用前的火災消防演練能有效降低災害風險（圖九）。

　　3. 建立照護流程與常規：Hu 等人（2020）研究指出在新冠肺炎流行期間，適當培訓提高人員認知和遵守感控政策能有效預防院內感染。因此建立

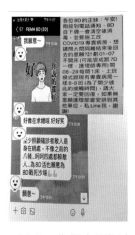
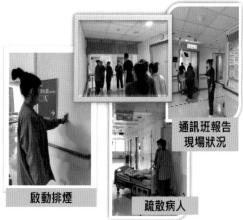

▲ 圖八　復歸意願調查　　　　　　　▲ 圖九　消防演練

專責病房照護常規，並且有效傳達使護理人員提高相關認知極為重要，包括入院護理、轉送加護病房、各項治療流程、遺體護理，甚至垃圾及被服處理方式等，都以教學影片或流程圖方式簡明扼要公布周知。

◗ 結論

此次亞東紀念醫院在面臨新冠肺炎院內感染的衝擊下，由於規劃良好的院感事件處理策略，及落實醫護人員平日紮實的訓練，再加上全院同仁上下一心，前線與後援單位充分合作，不但成功遏止院感事件擴大，更「疫無反顧」勇於承擔新北防疫重責，充分展現專業及人性的光輝，也為此波抗疫寫下燦爛的歷史。

◗ 參考資料

周孟樵、鍾錦鈿、邱婷芳、張詠森、鄭志堅（2020）·保持社交距離對新型冠狀病毒（COVID-19）傳播的影響·北市醫學雜誌，預刊文章（20210727）線上發表 10.6200/TCMJ.202010/PP.0030

林增玉、洪靖慈、曾士誠、林俊祐（2020）·醫院環境及設備消毒以預防COVID-19 感染之探討·台灣衛誌，39（3），337-341·

衛生福利部疾病管制署（2021 年 10 月 12 日 a）·嚴重特殊傳染性肺炎疾病介紹·取自 https://www.cdc.gov.tw/Category/Page/vleOMKqwuEbIMgqaTeXG8A

衛生福利部疾病管制署（2021 年 10 月 12 日 b）·COVID-19 防疫專區·取自 https://www.cdc.gov.tw/

衛生福利部疾病管制署（2021 年 10 月 12 日 c）·傳染病相關統計資料，嚴重特殊傳染性肺炎·https://nidss.cdc.gov.tw/nndss/DiseaseMap?id =19CoV

Hu, L.Q., Wang, J., Huang, A.,Wang, D., & Wang, J. (2020). COVID-19 and improved of hospital-acquired infection. British Journal of Anaesthesia, 125(3)., e318-e319. https://dx.doi.org/10.1016/j.bja

COVID-19 疫情期間
感管師的角色與職責

李明玲

亞東紀念醫院感染管制師

摘要

感染管制師（簡稱感管師）是醫院與衛生單位之間溝通協調的橋梁，不論是病人就醫需求或是院際間轉送都需要連繫，以確保過程順利、無疫情傳播疑慮；感管師要依照疾病管制署的規範、與當下疫情狀況，擬訂院內防疫流程與動線，包含病人的分流安置、人員防護裝備等級規劃等，所以當一線同仁有疑惑時，需要不斷的教育與溝通，並安撫人員不安的情緒；針對陽性個案立即啟動病人動向追蹤、疫調匡列、通報衛生單位等程序，確實管理病人的出入狀況；除此之外由於爆發院內感染事件更要謹慎追蹤與疫調，在2021年5月中進入社區感染階段，由於本院位於疫情熱區，故將感管師在這段期間面對疫情的日常作為，藉此與其他醫院分享。

前言

從 2019 年 12 月上旬，中國湖北省武漢市發現多起病毒性肺炎病例，隨後新冠肺炎疫情在中國其他省市蔓延，並先後造成多國境外移入疫情擴散，國內亦於 2020 年 1 月 21 日出現第一起境外移入確診個案，同年 3 月份國內境外移入個案數快速增加，社區傳播風險亦相對提高，但藉由邊境管制、檢疫隔離、疫情調查與接觸者追蹤等管理機制下，同年 5 月起疫情已明顯趨緩，此時大家享受了將近 1 年本土加零與零星境外移入的歲月靜好時光，但是自 2021 年 5 月起，國內爆發社區感染，確診與重症個案數大幅上升，這把瘟疫之火來的又急又快，去年看著電視報導歐美中亞各國的嚴峻疫情狀

況，現在正在我的身邊爆炸性的發生，本土個案以百分位增加，這 1 天起所有常規工作與生活皆需滾動式調整。

一、院感事件的衝擊

亞東紀念醫院從 2020 年 1 月 7 日就開始進行新冠肺炎（COVID-19）應變、整備、備戰，應變會議討論迄今就超過 200 次以上，但面對院內感染事件爆發時，仍然被壓得無法喘息；2021 年 5 月中旬爆發院內感染，立刻召開緊急會議，遵照疾病管制署「醫院因應院內發生 COVID-19 確定病例之應變處置建議」執行介入措施（衛生福利部疾病管制署，2021，2020），著手進行疫情調查、匡列接觸者、安排隔離病房、單位擴大篩檢。不幸的是擴大篩檢後發現陽性個案數持續增加，只好採取更強制的手段，病房全區凍結封鎖，不出不入（包含：病人、家屬、陪病者、醫療人員等），安排所有接觸者普篩，暫停跨區支援及實習活動，凡陽案有去過的單位全面清潔消毒並執行環境採檢，採檢結果必須全部陰性才可復歸，為了圍堵疫情，這些工作必須快馬加鞭、鉅細靡遺完成。

感管師疫調是非常繁瑣耗時的工作，人、時、地調查必須精細到分鐘，不僅調查指標個案，與指標個案同病房區病人、家屬、陪病者他們的足跡和接觸史都要調查，醫療人員也要匡列，白板加了一塊又一塊，上面寫的文字和表格添了一筆又一筆，努力抓出每一個可能的藏匿地點，哪怕機會是多麼的渺小都不能遺漏，就怕一個盲區沒被追蹤到。院感事件總共匡列管理病人、家屬與陪病者共 456 位，員工匡列高達 169 位，當時每天上班都提心吊膽，不知道下一個未爆彈在哪？還好正確的處置方式，令病毒傳播鏈成功被阻絕，5 月 24 日病人完全清零，病房經過環境清潔消毒、採檢陰性過後復歸，轉守為攻，搖身一變成為專責病房，專門收治新北市的新冠肺炎病人。

二、傳染病通報與諮詢量暴增

本土個案超過 10 天單日破百例，而且個案數不斷增加，感管師們負責「疑似新冠肺炎法定傳染病」通報與病人動向追蹤、疫調等，此時防疫事務以百倍數量飆升，通報量本來「1 個月」是 200 至 400 筆，從 5 月 13 日開

始變成「每1天」都高達200到1,680筆，1天等於以前1個月以上的數量，而且連CDC中央系統也大塞車當機，即便辦公室裡增設9台電腦，再額外徵用12位同仁協助文書處理，持續24小時不間斷的通報，仍是無法如期完成。

辦公室電話從早到晚一直響，沒有停過，手機一打開就是幾千封的簡訊，統計了一下，5月份每天電話量平均439通（圖一），4支電話由6位感管師輪流接聽，所以每人至少日接73通，以致於大家都處於聲音沙啞的狀態，但即便唉嚨嘶啞，還是堅持著繼續講話，因為我們肩負著醫院與衛生單位間溝通協調的責任，以及安撫與回答同仁和民眾們，各式各樣新冠肺炎有關的複雜問題，每一通詢問的電話，可以撫慰他們的不安與回答疑惑。

每天早上8點開始工作到晚上11點，電話量才稍微減少。11點之後也才有時間看看病房到底入住了多少疑似或確診病人，下一步不是休息，是要趕快幫每位住院病人開立「法定傳染病隔離治療建議單」或「解除隔離治療移送單」的行政文書流程，忙到半夜兩三點是常態。

三、公衛與醫療端中間的連繫者

疫情蔓延，每天確診者皆超過兩百人，接踵而來的是爆量的醫療照護需求，由於感管師是醫院對接新北市衛生局轉介窗口，24小時沒日沒夜，不

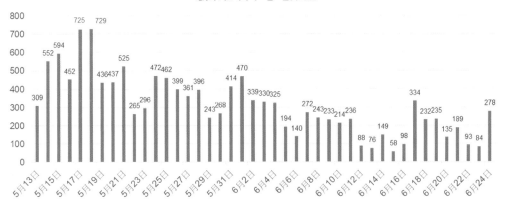

▲ 圖一　感染管制中心電話量

斷接到很多求救電話，如「確診孕婦不舒服，可以去亞東嗎？外面醫院不收」，「居隔病人已經 2 天沒洗腎了，亞東可以洗嗎？」「有 1 位陽姓病人在家已經喘 2 天了，你們有床嗎？」但是此時各家醫院急診都塞爆，病房也是滿床狀態，一床難求，運送病人的救護車只能在路上狂奔，連衛生局轉介人員都崩潰哭了，感管師內心情感面與理智面不斷拉扯，還是得狠心叫救護車等有空床時再送病人來，掛下電話那刻，只能默默祈禱，你一定要撐住啊！撐到我擠出床位給你。

從沒想過在新北板橋醫療發達的區域，就醫對於病家而言，僅只能是最急切的盼望。即便亞東紀念醫院已經很快速將一般病房改建為專責病房，不過這段日子，只有看不到盡頭的病人潮，國外醫療崩壞的殘酷狀況，正在雙北市真實上演。

◗ 結論

一線醫療人員衣服上的汗水與臉頰上的壓痕，都顯而易見，真的很辛苦；但我分享的是後線人員的心酸，當疫情迎面而來，不得不承認自己的渺小與無力，我們沒有時間退縮與崩潰，只能扛起來，坐在應該的位置上咬牙把事情做完。現實狀況不允許我想太多，因為一旦腦海裡冒出「自己要垮了」、「我要回家」的念頭，不僅無濟於事，還會產生負面的情緒跟沮喪，就是往前看，不去想退路，當下便能扛住。新冠病毒不斷變異，似乎讓這場疫情看不見尾聲，但相信疫情終會過去，我們要繼續向前，感管師是一群默默奔波的戰士，唯有大家一同抗疫，才有打贏的機會。

◗ 參考資料

衛生福利部疾病管制署（2021 年 5 月 13 日）·*醫院因應院內發生 COVID-19 確定病例之應變處置建議*·https://www.cdc.gov.tw/Category/MPage/l92jtldmxZO_oolFPzP9HQ

衛生福利部疾病管制署（2020 年 5 月 5 日）·*醫院因應院內發生 COVID-19 群聚事件之營運管制措施建議*·https://www.cdc.gov.tw/File/Get/li7_Cb5Gd8_q6iRR1reiDA

COVID-19 疫情下護理資訊系統的滾動式調整

謝嘉芬[1]、賴宜芳[2]

亞東紀念醫院護理部督導[1,2]

◗ 摘要

　　隨著 COVID-19 疫情對全球的影響，各行各業皆需順應政府規定，落實人流的實名制政策，而醫院除了人流實名制外還有陪病者管理的需求，故如何著手護理資訊系統的優化，包括 COVID-19 核酸檢測 （以下簡稱 PCR） 與抗原快篩查詢、每七日快篩提示、高危險群追蹤，到檢疫所的虛擬護理站，整合多方訊息讓臨床護理師能即時了解病人、陪病探病者狀況，期望本文內容可作為醫療機構護理資訊系統建置之參考。

◗ 前言

　　自 2020 年 COVID 疫情以來，相關管理政策滾動調整，2021 年 12 月 1 日國家啟動秋冬防疫專案，加強邊境檢疫、醫院通報及社區防疫措施，8 大類場所仍要繼續配戴口罩、維持社交距離等。1 月份桃園某院出現院內感染個案，歷時 40 天才得以復工，是疫情爆發以來最嚴峻的挑戰，而臺灣首批 AZ 疫苗於 3 月 22 日起在全臺 57 家醫院開始施打。到了 5 月，疫情警戒標準升至第二級，全國醫院、長照機構禁止探病，且營業場所需採實聯制、人流管制等措施。

　　5 月 15 日雙北市升為三級警戒區域，5 月 19 全國疫情警戒標準升至第三級，因應疫情，成立收置快篩陽性或經 PCR 檢測確診的輕症與無症狀者入住的「加強版防疫專責旅館」。除原有快篩站外，醫院也加入快篩行列，而住院病人住院前需提供核酸檢驗陰性報告，相關的陪病探病規則，亦隨之

機動性調整。

面對難纏多變的 COVID-19 疫情，許多的因應措施不斷地在滾動式調整，對臨床護理人員而言，除了實名制登錄、TOCC，尚需知悉病人、陪病探病者的相關訊息，定期篩檢等，若無法提供快速清楚的訊息，將會是一項沉重的考驗。因此在資訊的全力支援下，經過不斷溝通討論與測試，我們的系統機動性的整合相關資訊，得以迅速迎接種種挑戰，減少人力與時間的耗損。以下分為病人與陪病者之 PCR 與快篩與檢疫所虛擬護理站說明。

一、病人與陪病探病者之實名制、TOCC、PCR 與快篩

（一）落實病人與陪病探病者之實名制與相關訊息

1. 病人部分，本院住院課會於住院前進行檢核，有 PCR 陰性報告才會通知住院。

2. 陪病探病者進入本院前可至醫院網站或加入本院 LINE 好友，先行完成 TOCC 與健康聲明書（圖一），每一位進到病房的陪病探病者需進行實名制與 TOCC 查核，檢核 PCR 與快篩結果。為讓護理師能清楚了解相關的資訊與狀態，當護理師於陪探病系統登錄陪病探病者資料後，系統會呈現陪病探病者相關資訊，如旅遊史、職業史、最近一次 PCR 與快篩結果，不需另行至其他系統查詢（圖二）。新病人入院時，護理資訊系統病人清單亦能呈現無 PCR 結果之提示，以避免遺漏。

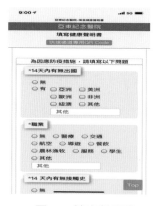

▲ 圖一　健康聲明書

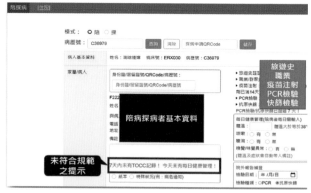

▲ 圖二　陪探病系統可呈現陪病者最近一次 PCR 與快篩結果

（二）整合相關資訊

　　整合相關資訊在同一畫面，病人住院後可在系統參閱病人與陪病者PCR與快篩結果、疫苗注射狀態、是否解除隔離等訊息（圖三）。

（三）住院期間每七日之抗原快篩追蹤

　　針對住院期間每七日之抗原快篩追蹤，在資訊處與醫療事務處的協助下，系統自動撈取需執行抗原快篩之名單，掛號與開單一併完成，減少護理站手工登記與篩選（圖四）。

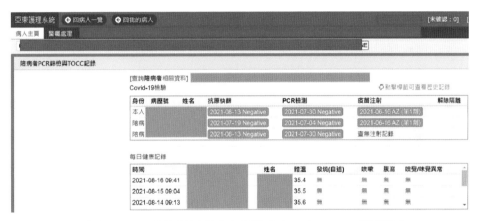

▲ 圖三　NIS 系統可呈現病人與陪病者 COVID-19 相關訊息

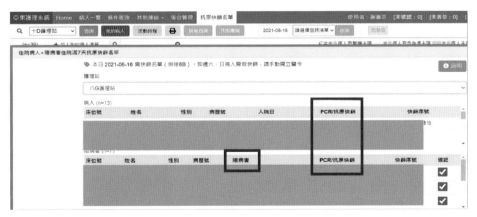

▲ 圖四　NIS 系統自動呈現病人與陪病者 7 天需快篩訊息

（四）高風險群的追蹤

臨床上工作繁忙，若讓護理師能知悉風險相對較高的族群，對於提升警覺，細心照護是相當重要的訊息。不論是從急診或是門診住院的病人，若來自照護機構或是洗腎中心皆列為必要交班之資訊，從清單上也可即時查詢住院中相關個案與接受 PCR 或快篩的狀態（圖五）。

二、集檢所虛擬護理站

因應疫情，依政策成立收置快篩陽性或經 PCR 檢測確診的輕症與無症狀者入住的「加強版防疫集中檢疫所」，在非以醫療為目的的環境中，快速建置類似醫院相關系統，方能有效掌控快速且大批入住的住民狀況，進而提供輕度的醫療需求，在住民有住院需求時與後轉醫院連結。因此進行跨科合作，包括資訊處、環境安全暨醫療事務處、總務處等單位協助下，建置虛擬護理站等相關事宜。

（一）虛擬護理站

面對集檢所中快速湧入的住民，掌握入住資訊，有著相當重要的角色，我們將檢疫所視為醫院的護理站（圖六），房號轉為床號，事先於護理資訊

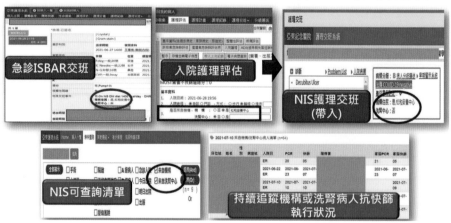

▲ 圖五　NIS 系統查詢病人來自機構／洗腎中心

系統新增虛擬護理站，預設相關權限之開立，將住民資料傳回醫院，由住院課將住民資料逐一建置，護理師輸入體溫與血氧濃度等生理參數，醫師從遠端即可得知住民狀況，若有異狀則與現場醫護人員連繫與處理。

（二）LINE 群組之運用

我們以樓層劃分，一樓一個平板電腦，每層樓的住民入住後皆加入該樓層的 LINE 群組，以 LINE 作為溝通的橋梁，從食衣住行的需求到健康問題的諮詢充分運用。對於無法操作 LINE 的住民，則以電話連繫及親訪來了解其需求。醫護團隊亦會運用 LINE 的方式，將相關訊息推播給住民，關懷住民。

（三）生理數據監測

集檢所內每一個房間皆有體溫計及血氧機，護理師會教導使用方式，住民可以使用手機將測量後的數據拍照上傳至 LINE，護理師會將住民的體溫及血氧濃度輸入於護理資訊系統，醫師可從遠端先了解病人相關紀錄及過去疾病狀況，即時予以相關處置或者 LINE 視訊問診。

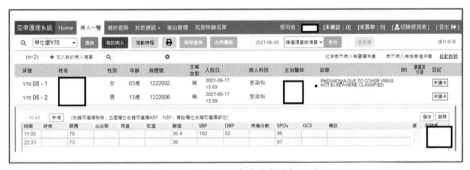

▲ 圖六　NIS 系統虛擬護理站

☽ 結論

　　面對 COVID-19 疫情的衝擊，醫院也面臨莫大的壓力與挑戰，如何兼具防疫資訊透明化，利於臨床醫護人員即時判斷，又需顧及病人隱私與權益，是相當不可忽視的一環。在過程中，最大的困難與限制是時間的挑戰與系統的支援，眾多的住民需求不同於平日住院病人，如何在我們相對不熟悉的環境發揮能力，工欲善其事必先利其器，在明確的政策帶領下，透過跨團隊的合作與遠端協助，方能建置便於人員使用的系統，將寶貴的時間用在最需要的地方。建議醫療院所在平日即可預先評估院內系統斷外延伸的效能，一套移動式的、雲端的、人員熟悉的系統，在需要時即能發揮其效益，將護理的角色拓展到新的領域。

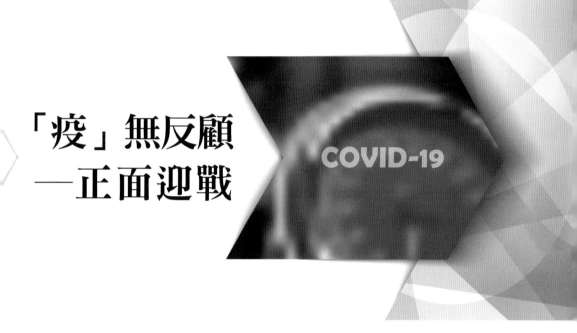

「疫」無反顧
—正面迎戰

COVID-19

急診入院流程的改變

蔡光超

亞東紀念醫院急診醫學部主任

◗ 摘要

　　疫情對急診運作帶來重大的改變，急診除了要能維持運作之外，還要肩負為病房安全把關的任務，全力防堵院內感染的發生，要做到這一點，就要在急診流程上做出改變，不論是檢傷的流程，還是檢查、住院的流程，都要有相應而且與時俱進的變革，才能達成。

◗ 前言

　　這波疫情發生以來，我們在急診的各個流程做了相當多的改變，其中一個最重要的，就是入院流程的改變，因為這部分非常的重要。在討論這個主題之前，先要來思考一個問題，就是急診跟病房之間是什麼樣的關係呢？事實上我們應該要強調的是，急診跟病房是一個密切合作的關係，是相互共榮的一個關係。因為，在面對疫情的時候，急診跟病房一定要密切合作，才能夠戰勝疫情。

　　從病房幫助急診的角度來看，我們可以看到當我們專責病房增加、收治的容量變大的時候，在急診滯留的時間就會減少，換句話說，專責病房越足夠，收的病人越多，急診負擔就越小。這就是病房如何幫助來急診最明顯的一個例子。倒過來，如果是急診要如何來幫助病房呢？其實非常簡單，急診幫助病房就只有一句話，那就是做好把關。急診就是要幫病房把關、要幫全院把關，如果把關做得好，就不會有病房感染、就不會有院內感染。

　　急診要做好最嚴謹的把關，除了要提升人員的防護，並在硬體上做出區隔之外，更重要的是要改變原有的流程，增加足以保障病房安全的決定性步驟，我們可以分兩個部分來說明：

一、檢傷流程的改變

急診檢傷是進入急診的第一道關卡，也是急診防疫成敗的關鍵。在5月中旬之前，急診檢傷只能口頭詢問病人的病史，再靠健保卡讀取病人的TOCC註記，這樣就要決定病人是否屬於高風險，甚至判斷是否確診，實在非常困難。

當一個病人的症狀不明顯，TOCC又不足以提供足夠的判斷依據時，染疫病人就可能被歸類為低風險者，而與其他低風險者在同一處照顧，無法有效區隔開來，造成病人間的傳播，這就是疫情初期，各醫院紛紛傳出院內感染的根本原因，不是醫護人員不夠警覺、不是工作人員不夠小心，而是根本沒有一個可以100%在第一時間有效區隔確診者的判斷依據，所以是系統性的問題。

所幸在5月中旬出現了抗原快篩這樣的工具，檢傷之後的病人，可以加上抗原快篩作為參考，大大提高了檢傷者的信心。雖然說抗原快篩有相當程度的偽陽性與偽陰性問題，但仍大幅提高了檢傷的效率。在疫情大流行期間，偽陽性會縮小到可以被忽略的程度，只要是快篩陽性者，確診的機會極高。相反的，在疫情緩和時期，偽陰性會縮小到可以被忽略，此時基本上只要快篩陰性，就可以放心。

至於抗原快篩仍有疑慮的部分，可以靠LIAT快速PCR來彌補不足，做最後的仲裁，在30至40分鐘之內，就能得到傳統PCR的結果，而且隨到隨驗，不需等候一天一次的批次檢查，大大提升了檢傷判斷的效率。當然，這裡所謂的檢傷是一個廣義的檢傷概念，是由戶外區的醫護團隊共同完成，而不是只靠檢傷護理師1人全責完成。

二、進入院區流程與住院流程

在這樣的檢傷改變之下，進入院區流程與住院流程就跟著改變，若我們把急診室內區域視為相對乾淨區，要極力避免遭到汙染，那就要嚴格執行進入急診室內的規範。

在抗原快篩出現之後，我們的流程很快跟著改變，快篩陰性的病人及家屬才能進入室內，快篩陽性的病人需在戶外等候LIAT PCR確認。未做快篩

的低風險民眾則只在戶外進行處置。緊急的胸痛、中風、重大創傷等搶時間的病人，則在進入急救室之後直接進行 LIAT PCR 檢查，以免因為快篩而耽誤搶救時效。

在這樣的流程改變之下，每位病人候診時間平均增加 25 分鐘，換言之，看 1 次急診需增加約半小時的時間，這對輕中症的病人而言，尚可以接受，在疫情的大環境之下，這樣的等候獲得大多數民眾的諒解，都認為多一道篩檢程序可以換來安心的照顧，是值得的，因此鮮少有民眾抱怨。

如果急診病人需要住院，要求的等級就更高，不只是抗原快篩陰性就夠，還必須 PCR 也確定陰性才行，許多檢查室如胃鏡室、心導管室也都有類似的規定，目的就在於保全醫院的環境，極力避免院內感染的再次發生。由於傳統 PCR 常需等候 1 天才有結果，因此住院時程會有所延遲，造成待床病人的增加。所以檢疫病房的設置就相對重要，可以在急診採檢之後，先住到檢疫病房等候檢查結果，避免在急診待床過久。

結論

這就是急診住院流程改變的意義，急診住院從簡單的檢傷 → 診療 → 住院的三步驟流程，逐步複雜化，先後加入了戶外檢傷、入室內快篩、住院 PCR 等步驟，以確保每一位一般住院的病人都是未受感染的。此外，為了避免陪病者及家屬成為病房防疫的破口，從急診入院的家屬也一律要做快篩，確認沒有感染疑慮才可陪病。同時，在住院前，我們也引進醫病共享決策 SDM 的概念，充分告知病人住院中遭到感染的風險，讓病人有充足的資訊可以判斷。經過上述的流程變革，我們做到了嚴格把關，最終避免院內感染的再度發生。

參考資料

衛生福利部疾病管制署全球資訊網（2021 年 1 月 25 日）· COVID-19 clinical management: Living guidance.

Australasian College for Emergency Medicine(ACEM)（2021 年 10 月 1 日）· COVID-19 rapid response team guidance. https://acem.org.au/Content-Sources/Advancing-Emergency-Medicine/COVID-19/Resources

疫情衝擊下急診轉型的因應策略

林慧玉[1]、楊素眞[2]

亞東紀念醫院急診室護理長[1]、護理部代主任[2]

摘要

2020 年臺灣在嚴重特殊傳染性肺炎（COVID-19）的防疫，堪稱亞洲模範生，但 2021 年 5 月中雙北疫情嚴峻，急診首當其衝，為了保全急診收治量能與收治更多 COVID-19 確診病人，我們不斷學習、調整及優化，除了讓一般重症病人或輕中症確診病人能受到妥善照顧外，更希望工作同仁都能全身而退，因此藉由急診的動線整備、門禁管制、阻斷傳播、環境維護等經驗，作為醫療機構在疫情衝擊下急診的因應策略，同時面對未來多變的疫情能有更多元的處理方式。

前言

急診的病人形形色色來自四面八方，在第一時間要分辨出病人的問題做出檢傷分類，需要有一定的資歷，在疫情肆虐嚴峻的情況之下，需要更仔細的詢問 TOCC，尤其是疫情初期的檢傷後，需要立即做出決定，是否要讓病人進院區，或者要在戶外接受治療，為了阻斷傳播鏈急診室重新動線整備，同仁及病人門禁管制，病人離部後加強環境清潔消毒（衛生福利部疾病管制署，2021），避免交互感染維護就醫環境安全。本院是新北市急重度責任醫院，收治急重症病人是責任，為維持院內重度醫療量能，將病人北病南送到臺中榮總，感謝友院相挺，讓我們繼續承擔新北市 D2B、D2N、急生產等病人急症照護，這段時間來就診的病人都有剛性需求，因此重症治療依然存在，因應所需急診布下前線防護網，兼顧疫情及急重症治療。

一、動線整備及戶外篩檢區環境優化

1. 戰線延伸到的戶外（如圖一急診平面圖），首先在戶外設置了兩個貨櫃屋，在第一個貨櫃屋前面做第一次的檢傷，兩個貨櫃屋的中間區域當成戶外診療區（如圖二），設置了兒科區、內科區及外科區，另外，我們還有設置兩個帳篷，作為相對高風險的病人區域，相隔一般處置的病人與高風險病人的距離，並設置採檢亭及組合屋等讓就醫民眾及照護的醫護人員相對友善的環境，也為了保全院內；阻斷傳播鏈，故在急診大門區域先設置疑似病人收治區，但是隨著疫情升溫需要擴充收治區，因此再度改變動線，將整個觀察區改成確診病人收治區，照顧確診病人皆從戶外動線不進院內。

2. 人員固定分區域上班、所有的戶外人員都要在除汙室內除汙之後，卸下所有裝備才能進到院區，疫情稍稍開始的時候，接近急診大門的某一區域，因為獨立的空調設備，所以收治高風險的病人，此區域還未進到院區裡面。但是隨著疫情嚴峻三級警戒，此區域沒有辦法再收治這麼多的病人，於是我們徵收了圖一紅色區域觀察室，此觀察室收治了確診病人之後，整個急診的區域就變成了相對的感染區域，因而做了第一個動作，所有的工作同仁

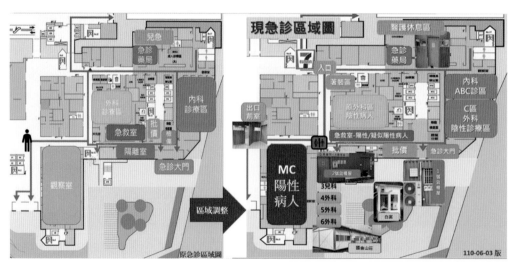

註：MC（Medical COVID）

▲ 圖一　急診平面圖

進入急診室的入口只有一個，從入口進去著裝之後到各自的區域工作，也只有一個出口，等於是把整個急診室視為相對感染區，我們也常常提醒同仁，應把所有的人都當成是陽性病人，才能有一定的警覺性，才能夠保護好自己。相對的同仁無法在此區域隨便卸除裝備，因此接下來徵收了兒科區域，加做一些木作後讓同仁作為稍作喘息可以喝水、如廁的休息室。

3. 確診病人的收治區皆由戶外動線出入，戶外動線的同仁從院區著裝之後到收治區，如果病人有住院的需求，直接從收治區旁的專用電梯，可以直接送到專責病房，同仁回到急診室從除汙區除汙後再進到院區。

二、門禁管制

1. 大門門禁管制：病人與家屬從大門進入之後，會移動的都是家屬，所以進出必須讀取健保卡做實名制，進到院區後一個病人會給一個 QR code 陪客證，刷卡之後進到病人自己的就醫區域。

2. 因為戶外病人不能進到院區，於門前接近大門處增設門前櫃台，可以在此處發藥、批價及抽血，阻斷傳播鏈。

3. 工作人員另外調整後勤空間，所有的同仁飲食及淋浴都到 B1 後勤區

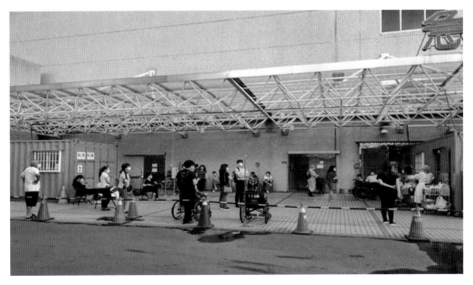

▲ 圖二　戶外診療區

域，並且刷卡進出。

三、工作同仁防護裝備

最重要的是個人防護裝備，從平時全面著工作服；視需要著手套及一般隔離衣；二級警戒工作時穿戴高效過濾口罩〔N95 或相當等級（含）以上口罩〕、戴手套、防水隔離衣、護目裝備（保護臉、口、鼻、眼以免受到噴濺）及髮帽（衛生福利部疾病管制署，2021）。三級警戒及照顧疑似或確診病人時穿著防水隔離衣內再加連身防水隔離衣（兔寶寶裝），所有急診工作同仁，穿著裝備都是一致的。

四、阻斷疫情傳播鏈

1. 鼓勵工作人員注射疫苗，全員第二劑施打率達 100%。
2. 急診室屬高風險單位，所有的工作人員每週都要做深喉唾液的檢驗。
3. 需要積極治療的病人必須進到院區，此時病人及家屬都要先做抗原快篩檢驗陰性才可進入。

五、環境清潔消毒

1. 環境清潔是我們很重視的，同仁落實上班前把自己的工作區域清潔一遍，避免交互感染。
2. 病人環境方面，無論是否確診區域皆需要確實終期消毒，當病人離部後，先紫外燈照射 20 分鐘，之後清潔人員再以 0.6% 漂白水清潔消毒所有物品，這段期間環境採檢有收治確診病人的區域及一般區域做檢驗，包括生理監視器、床欄、還有工作車等，一共檢驗 10 次都是陰性，著實感謝團隊的努力合作，讓大家更安心。

◗ 結論

經歷這 3 個月面對疫情，學習每一件事情的執著，每一個步驟的堅持，所有的求診者進入急診室，都自覺自己的病情需要立即被處理，但是疫情其

間 TOCC 格外重要，戶外檢傷設置讀健保卡系統，知道就醫者旅遊史及接觸史立即能讓醫護人員可以處置，以往要先到檢傷站檢傷後分流，疫情來襲必須把陣線拉到戶外因而分散了護理人力，病房支援人力對急診熟悉度不足，要做到分艙分流實屬不易，暴露出急診平時人力運用的重要性，另外護理人員在這波疫情扛起戶外檢傷重責，戶外治療區忍受冬天的寒風刺骨及酷熱的汗流浹背，毫無怨言，每個人都肩負著使命，面對未來不確定的疫情，急診室都是首當其衝，急診室就像是個院中院，含括多個醫事領域，唯有團隊資源整合才能夠面對未來更大的挑戰。

參考資料

衛生福利部疾病管制署（2021 年 6 月 14 日）·*醫療機構因應 COVID-19 感染管制措施指引*·取自 https://www.cdc.gov.tw/File/Get/T8-KVqdAJeOXM29Azocqcw

因應 COVID-19 疫情
門診護理應變措施

陳麗珍[1]、方美玲[2]、關詩芹[3]、趙秋棠[4]

亞東紀念醫院護理部副主任[1]、護理長[2]、副護理長[3]、護理師[4]

◗ 摘要

預防新型冠狀病毒肺炎 COVID-19 感染，每個人都有責任要做好防護措施，身為門診第一線護理人員，除自身做好各項防護措施外，對於門診區域的環境也做了各項提醒及標示，希望提供民眾一個安全的看診環境。

對於新型冠狀病毒肺炎 COVID-19 的防疫工作，門診採取應對措施：（1）提升醫療相關人員及民眾對抗 COVID-19 病毒免疫力；（2）提供適當的防護設備；（3）詢問病人及陪看診家屬之 TOCC，並進行實名制；（4）門診在門診相關報到櫃檯地面上貼有腳丫字印、在門診區候診椅貼上標示，提醒民眾間隔坐，保持適當的社交距離；（5）門診護理站用餐區，放置隔板並宣導勤洗手等措施以阻斷傳播途徑。

本文所提供門診護理 COVID-19 防護措施，期望藉此經驗分享，作為門診相關防疫參考。

◗ 前言

自 2020 年初臺灣出現新型冠狀肺炎 COVID-19 確診個案後，醫護人員隨即加強各項防疫訓練並進行演練，同時鼓勵同仁接種 COVID-19 疫苗外，加強病人及家屬 TOCC 的詢問，對於陪看診及陪病者進行實名制的管理，目的是要確保如果門診出現確診個案時，對每一位接觸者疫調時可快速掌握到人員的資料。

防止新型冠狀肺炎 COVID-19，就是要教育病人及家屬遵守醫院各項防

疫措施，如戴口罩、注意手部衛生並要勤洗手及實名制或實聯制的登錄等。

在 COVID-19 防疫的動線和空間上，應規劃適當的病人分流，避免候診區出現擁擠的情形，維持環境的通風與環境清潔等感染控制策略，並落實門診所有人員體溫監測自主健康管理機制及使用適當的個人防護裝備。

快速發展的 COVID-19 疫苗，為控制疫情的重要工具之一，接種疫苗後對於預防 COVID-19 感染、重症或死亡都能提供一定的保護力。

一、提升醫療相關人員及民眾對抗 COVID-19 病毒免疫力

3 月初在疫苗尚未送到臺灣前，門診護理就開始著手做準備，先討論好疫苗施打流程、對同仁進行 COVID-19 疫苗施打的相關教育訓練，如施打的方式、疫苗的抽取劑量、疫苗的保存需 4 至 8℃ 等等。

此外，為了讓施打疫苗的人員能縮短等候的時間，資訊處設計了一套 COVID-19 疫苗施打系統，只要插入健保卡，就能自動帶入基本資料，民眾屬於哪一類施打範圍，都一目瞭然，醫師評估方便又快速，還能將施打的資料彙總以利上傳至全國性預防接種資訊管理系統（National Immunization Information System, NISS）。

在 3 月 22 日政府開放 AZ 疫苗施打當日，本院在林芳郁前院長帶領率先施打疫苗，當天有許多的媒體記者在現場拍照，門診護理師展現熟練的疫苗施打技術，可見事前的疫苗施打相關訓練是重要的（圖一）。

4 月 21 日配合政府政策開放疫苗自費施打，接種人潮踴躍，自費接種疫苗人數共施打 3,752 人。配合政府接續開放 65 歲以上長者施打疫苗，門診護理站希望藉由海報的提醒，鼓勵 65 歲以上長者施打疫苗，很貼心的在每一個診間貼上提醒海報。

6 月 9 日大家期盼許久的莫德納疫苗終於來到臺灣，並開放第一線的醫事人員施打，醫院許多的懷孕同仁都來接種，邱冠明院長也到疫苗施打現場關心同仁施打情形，並與大家合照留影（圖二）。

本院不僅對院內醫事人員施打莫德納疫苗，6 月 12 日門診護理與醫師、藥師及行政人員犧牲端午連假，開放院外 500 名的醫事人員施打莫德納疫苗，院長希望能提升醫療相關人員疫苗之施打率，除希望醫院全體同仁都安

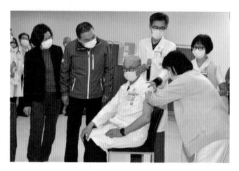 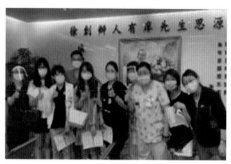

▲ 圖一　林芳郁前院長以身作則施打疫　　▲ 圖二　邱冠明院長於疫苗施打處關
　　　　苗　　　　　　　　　　　　　　　　　　　心同仁

全外，也要同業的人員大家一起都安全。

　　有了便捷的疫苗系統外，動線安排也很重要，6 月 15 日針對 85 歲以上長者，醫院參考日本流行的「宇美町式」打法，就是讓長者坐成一排不動，由醫師推著行動護理車問診，問診完接著由護理人員施打疫苗，然後再往下一位移動，長者就不必站起又坐下，預防跌倒又貼心。

　　門診護理不僅在院內幫民眾施打疫苗、也參與外站疫苗施打服務隊，疫苗施打服務隊的區域除在板橋區、中和區甚至在五股區均有設疫苗施打站，除此還到警察局、消防局、臺北及新北果菜市場、家樂福，甚至還幫遊民施打疫苗，提供民眾施打疫苗的便利性，才能讓民眾踴躍參與疫苗的接種，以提升民眾對抗 COVID-19 病毒免疫力（圖三至圖六）。

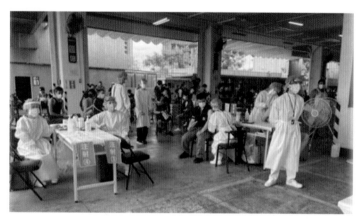

▲ 圖三　至新北市果菜市場施打疫苗

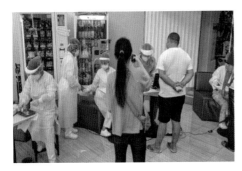
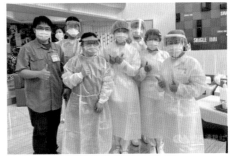

▲ 圖四　為新北街友施打疫苗

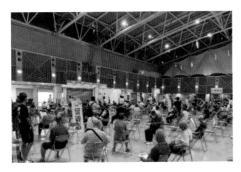
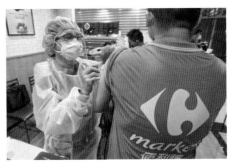

▲ 圖五　五股展覽館施打疫苗　　　▲ 圖六　新北市家樂福施打疫苗

二、提供適當的防護設備

　　醫院在防疫期間有提供足夠的各項防護裝備，有隔離衣、N95 口罩、外科口罩、防護面罩及手套，門診護理師每個人都在單位感控種子的監測下，完成防護裝備的穿脫練習。

　　完成著裝後會拿著自製的姓名單張或識別證留影存證（圖七），以示已完成防護裝備之練習，因為定時的練習，當發現有疑似的個案需轉送至急診採檢或就醫時，門診護理師就能很熟練的穿著全套防護裝備轉送，在防疫的路上護理師是一點都不敢鬆懈的。

　　在疫情期間因為醫院有提供充足的防護設備，看診醫師及護理師均能穿著適當的防護裝備在診間看診，有充足的防護裝備讓參與防疫的醫護人員們都能安心的為病人服務。

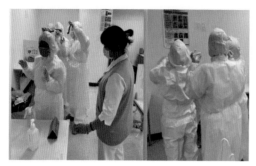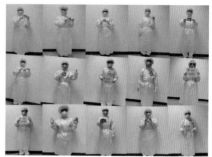

▲ 圖七　穿脱隔離衣訓練留影存證

三、詢問病人及陪看診家屬之 TOCC，並進行實名制

因應新冠肺炎，為了落實分流作業，讓一般民眾和疑似症狀病人動線區隔，就醫分流，讓民眾安心就診。本院來院民眾從醫院前後門入口處開始，透過紅外線篩檢及填寫 TOCC〔旅遊史（travel），職業別（occupation），接觸史（contact）及群聚史（cluster）〕，落實 TOCC 實名制，以掌握就診民眾更詳盡的資料，降低感染風險，全力維護就醫民眾的安全，保障民眾就醫之安全環境。

自 2020 年 1 月 27 日健保雲端資料分享系統和移民署資料勾稽，自國外入境臺灣由健保 VPN 雲端可讀取旅遊史，院方也極力宣導，進入院區填寫線上【健康聲明書】，透過 QR Code 掃描可以快速通關（圖八）。

依據衛福部規定，進入醫療院所之病人、陪病或探病民眾，均需留存紀錄（包括姓名、聯絡電話及住址等資料），並了解其健康狀況。本院於各診區櫃台處另備有紙本篩檢記錄單、診區櫃檯服務人員予協填篩檢表，並宣導民眾進入診間前病人及陪病家屬需填妥篩檢表單。

病人進入診間後，由醫師問診評估，在醫囑病人清單畫面勾選評估病人的 TOCC 欄位，跟診護理師協助登錄終端陪病實名制。除落實防疫沒破口外，也助於需要疫調時可以儘快聯絡到相關的人員。

四、提醒看診病人保持適當的社交距離

醫院是屬於不易保持社交距離，或會近距離接觸不特定對象的場所，且

TOCC、快速進入院區通關QR Code部份

鼓勵病人、家屬加入亞東醫院 LINE 好友，服務選單點選健康聲明書，填妥後連結醫囑可見TOCC(自)。線上填寫的TOCC效期為七天逾期需重填。

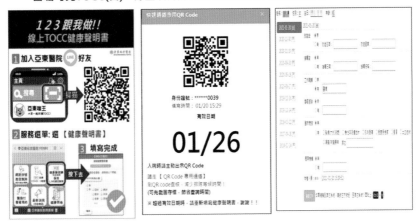

▲ 圖八　填寫線上【健康聲明書】快速通關

有較高的感染與傳播之風險，為提高看診民眾於高感染傳播風險場所能有社交距離之遵循度，在門診初診評估櫃檯及每個門診報到櫃檯，於地面上貼有腳丫字印（圖九）、在門診區候診椅貼上標示（圖十），提醒病人間隔坐，保持適當的社交距離。

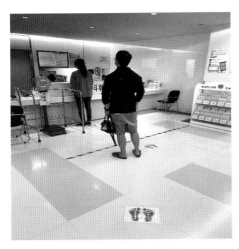
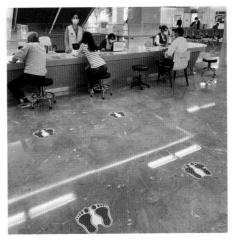

▲ 圖九　門診報到及初診評估櫃檯地面上貼有腳丫字印，提醒保持適當社交距離

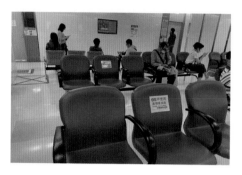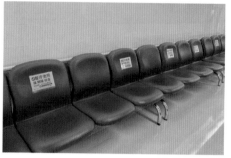

▲ 圖十　門診區的候診椅上貼有標示，提醒保持適當社交距離

五、門診護理站用餐區，放置隔板並宣導勤洗手

　　新冠病毒以飛沫和接觸為主要傳染途徑，用餐區架設隔板能夠有效阻隔飛沫，對於防疫有一定效果，依據衛生福利部 2020 年 4 月 COVID-19 因應指引：社交距離注意事項同桌客人應儘可能保持 1.5 公尺之社交距離或以隔板、屏風進行區隔，有效阻隔飛沫與接觸傳染，以保持用餐衛生與安全；而在用餐前後，都應再確實酒精消毒隔板及桌面。

　　在門診護理站的用餐區，桌上除放置隔板外也貼上用餐不講話的提示標語，用餐後同仁會用酒精噴消隔板，防止任何可能造成傳播的機會（圖十一）。

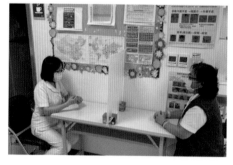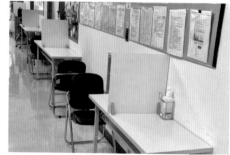

▲ 圖十一　用餐區桌上放置隔板，用餐後用酒精噴消隔板

☽ 結論

　　醫院為提升醫療相關人員及民眾的 COVID-19 疫苗施打率，不僅全體醫護總動員，行政人員也踴躍加入疫苗施打的任務，資訊室人員亦持續優化疫苗系統讓疫苗施打作業能更順暢，截至 9 月底醫院已施打 30 萬劑的 COVID-19 疫苗。

　　本文提供本院門診面對 COVID-19 疫情期間的防疫應變措施，僅是本院的門診防疫經驗分享，提供參考，因未收集其他醫院的做法，無法當作門診防疫之標準，建議未來能彙整各醫院的經驗，制訂成一套門診的防疫標準作業流程。

疫情框架下急診外科病人收治及檢疫之實務分享

許志豪[1]、黃馨頤[2]、林怡廷[3]、邱振倫[4]、陳怡惠[5]、陳國鋅[6]

亞東紀念醫院一般外科主治醫師[1]、護理長[2]、住院醫師[3,4]、

專科護理師[5]、外科部主任[6]

◗ 摘要

當北臺灣開始蔓延的新冠肺炎疫情後，亞東紀念醫院不僅要治療不斷湧入的新冠肺炎病人，更需要避免再次院內感染的前提之下，持續提供外科急重症手術服務。亞東紀念醫院外科部和骨科部因應此情況，調整外科臨床服務方式，手術室內做出適當安排避免醫護人員感染，並且搭配檢驗方式與設立急診後送檢疫病房，讓亞東紀念醫院能在此疫情框架下持續收治外科急重症病人。面對如此困難的挑戰，我們需要醫護同仁跨團隊的合作，並且利用網路雲端工具加強彼此溝通與協同合作，讓這套系統能順利的執行。

◗ 前言

新型冠狀病毒造成的新冠肺炎自 2019 年 12 月起，至今已造成全世界近 2.19 億人確診與近 455 萬的死亡人數。臺灣在去年 2020 年初成功的阻斷第一波的國內感染，但是在 2021 年 5 月起陸續發生零星的社區內感染後臺北市與新北市內的確診人數急遽上升，中央流行疫情指揮中心隨及宣布國內進入三級警戒，以控制疫情的蔓延。 亞東紀念醫院在 2021 年 5 月 14 日發生院內感染事件後，5 月 16 日就開始執行院內降載計畫，包括推遲常規手術、減少到診式門診並且開始遠距醫療門診服務。醫療團隊也採取分組上班、居家遠距工作以及多團隊的視訊會議，以減少不必要的人際互動與接觸。降載計畫執行後，外科手術量大幅下降，然而，在此情況下，各式需要外科手術

治療急重症的病人仍維持著穩定的數量，因此如何既能維持急重症手術量能，並且避免再次發生院內感染是當時需要著手解決的難題。

在疫情期間手術室做出下列的調整，以保障手術室醫護同仁的安全：

• 每個接受手術的病人會清楚告知在疫情期間，不論有無接受手術治療皆有其風險，病人需了解後簽署同意書。

• 每位手術病人在術前必須採檢鼻咽檢體進行核酸檢驗（Liat-PCR），確定為陰性後便可至一般手術室進行手術。如果病況緊急必須立刻進行手術，病人會安排在有獨立空調系統、微負壓的特定手術房進行手術。

• 手術室內醫護同仁的個人防護除了外科口罩與能保護眼部的面罩之外，如在必要情況下需穿著連身防護衣、進階的口鼻防護面罩（N95, P100, PARP）等完善的個人防護裝備。

• 盡可能避免全身麻醉手術、減少插入／拔除氣管內管的機會，並且儘量使用影像輔助的喉頭鏡進行氣管內管插管，以及使用壓克力透明隔板減少飛沫噴濺的可能性。

• 手術時儘量減少使用電燒止血，避免霧化微粒造成病毒的散播。

• 手術後的器械落實分開清消，避免交叉汙染的情況。

• 腹腔鏡等類似的微創手術由於需要灌注二氧化碳製造手術空間，因此需要設定較低的壓力值、避免已灌入的氣體外洩，並且使用煙霧過濾器等除煙設備，減少手術中煙霧微粒外洩造成病毒散播。

亞東紀念醫院發生新冠肺炎院內感染後，對於醫院在疫情時的運作造成重大影響。除了民眾會擔心不敢前來就診，醫護人員可能在無意間接觸院內確診者後要求居家隔離，對於疫情期間已經吃緊的人力需求更是雪上加霜。除了讓院內同仁儘快接種疫苗之外，如何防堵潛在的院內感染來源更為重要。從臺灣的經驗以及國外的文獻回顧，我們發現社區爆發感染的情況下，陪病者會是醫院跟社區之間病毒傳播的橋梁，無症狀探病者將會是防疫的一大破口。因此當我們需維持急重症手術的服務時，陪病者管理以及住院流程優化便是個重點所在。

在急診快速的步調之下，檢驗的時效性與正確性需同時兼備。因此院方

規定需要接受緊急手術的病人必須於急診部檢測 Liat PCR，確認為陰性後方可住院手術。根據亞東紀念醫院檢驗科的分析結果，本院使用的快篩試劑 VTrust 相較於 RT-PCR，其陽性一致率（PPA）為 85％，陰性一致率（NPA）為 98％，整體的一致率（OPA）為 98％；因此陪病家屬規定至少有抗原快篩陰性的報告後才能入院。然而當陪病家屬尚未有 RT-PCR 陰性的報告前我們不可掉以輕心，所以對病人與陪病家屬安排暫時性的檢疫隔離就有其必要性，讓我們能用空間換取等待檢驗完成的時間。根據文獻回顧，外國某些醫院會針對住院病人確診新冠肺炎的可能性，安排分級住院。因此我們根據此方法，發想設置急診後送與檢疫病房（centralized quarantine unit，圖一），搭配外圍的一般病房（綠區）以及收治確診病人的專責病房（紫區），形成一套全院一同運作的住院分級系統，以應付疫情期間收治病人的需求。

一、急診後送與檢疫病房（centralized quarantine unit）

院方將某個專責病房轉型成急診後送與檢疫病房，並且由外科部與骨科部安排主治醫師、專科護理師與住院醫師組成專責團隊，專門負責此檢疫病房的行政業務。這個病房內再分別規劃成 COVID 評估區（黃區）與 COVID 警戒區（紅區），黃區主要收治急需住院的外科病人，其陪病家屬快篩陰性

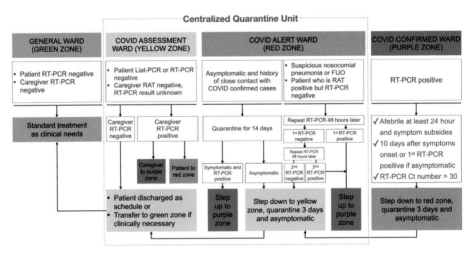

▲ 圖一　急診後送與檢疫病房

疫起攜手
亞東紀念醫院 COVID-19 照護經驗

但尚未確認 RT-PCR 是否為陰性，目標在 24 小時內完成陪病家屬 RT-PCR 的採檢報告。

在與感染控制委員會討論後，紅區收治的條件如下所列：

- 住院期間新發生的肺炎，經感控委員會評估需隔離者
- 病源未釐清的發燒病人（fever of unknown origin, FUO）
- 最近兩週內曾密切接觸確診者之外科病人
- 明確有相關同住家人或親友出現症狀的群聚
- 居隔期間需接受手術或已手術完成者
- 熱區暴露史

針對紅區的病人，我們再依照病人的胸部電腦斷層或 X 光的情況、家族群聚史、熱區暴露史分級成低、中、高風險，以提醒所有醫療團隊的成員。

二、住院分級系統

在設計住院分級系統時，我們也考量到如何在安全的情況下增進病床的使用率，因此設立了解除檢疫條件與時序流程。以黃區病人為例，當陪病家屬確認為 RT-PCR 陰性時，如果病人仍有住院需求，便啟動轉床行政流程移動病人入住普通病房（綠區）。紅區病人則是在感控委員會的建議下追蹤一或兩次的 RT-PCR 後確認為陰性，先在原紅區病房觀察 3 天，再轉至黃區觀察 3 天。如果病人仍有住院需求，便啟動轉床行政流程移動病人入住普通病房（綠區，圖二）。

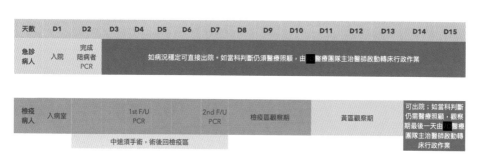

▲ 圖二　住院分級系統

三、團隊合作

　　檢疫病房醫療團隊工作內容包括照顧有檢疫需求的外科病人、掌握病房內病人的病程與調控病房的使用情況，以及每日主動評估普通病房（綠區）內發燒的病人，找出潛在需檢疫隔離的患者。在主治醫師的督導之下，住院醫師能在 24 小時內於病房完成陪病家屬 PCR 採檢、臨時更換陪病家屬時需及時完成的抗原快篩採檢，以及專責照護紅區病人。專科護理師主要協助各項行政作業，每日更新病房統計報表與病人動態表，以及完成院方推動的疫情下醫病共享決策等防疫事項。最後，醫療團隊更承擔起溝通、協調的工作，協同其他分科團隊（包含婦產科、眼科、耳鼻喉科等泛外科系團隊）一同照顧急症術後病人並且推廣防疫觀念，以完善檢疫病人各方面的照護面向。我們能夠成功的重要因素中，病房團隊的迅速轉型是關鍵。自 5 月中旬全國三級警戒，本病房團隊臨危授命，從骨科專科病房、新冠專責病房到外科檢疫後送病房。不同階段，表現同樣面面俱到。不僅專業到位，更善用資訊系統，使用 LINE Bot 推播「新型冠狀病毒篩檢及住院注意事項」影音版，並製作「住院防疫規定說明」圖文指導單張（圖三）。讓病人及家屬取得正確資訊，並且可以反覆觀看。強化防疫觀念並落實防疫政策，是全院外科系病房標竿學習的對象（圖四）。

　　由於檢疫病房醫療團隊各式行政事務繁多，我們利用 Google 線上試算表建立三種表格：病房動態監測報表、病人動態一覽表以及外科系病人發燒監測表。利用團隊協作的力量，即時將各項資訊即時更新，包含各個病人的預期住院天數、當天是否要接受採檢、病房病人入住以及出院的情況。在檢疫病房運作期間，即時更新報表也能讓主管們掌握到最新的病房運作情況，資訊室後續也把這些功能統合至既有的系統之中。

◗ 結論

　　在疫情期間，醫院的復歸之路就如同空中行走鋼索，必須謹慎不可冒進。這些事項多如牛毛，僅憑一己之力難以完成，結合團隊的力量我們從急診後送檢疫病房出發，成員們先徹底執行各項防疫措施，再讓這樣的決心影響病人與陪病者，使他們了解到自己也是防疫工作中不可或缺的成員，最終才能打斷傳播鏈避免院內感染再次發生。

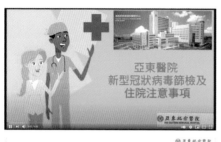

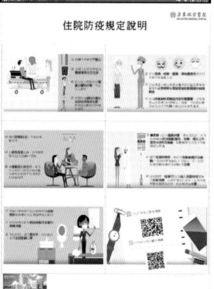

▲ 圖三　新型冠狀病毒篩檢及住院注
意事項語音板及單張

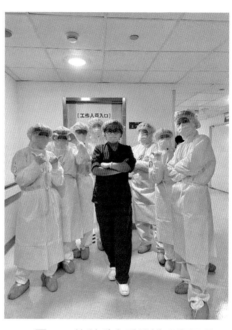

▲ 圖四　外科系病房醫護照顧團隊

COVID-19 專責 ICU 超前部署
與臨危制變經驗談

劉彩文

亞東紀念醫院護理部督導

摘要

　　自 COVID-19 疫情爆發，多國重症病人不斷攀升，同時挑戰醫療量能，由於加護病床不足、為防範未然，本院重症部超前部署，階段性規劃，第一階段的重症加護病房 10 床整備，包括動線規劃、軟硬體設備、人力素質與重新調整（repurposing）訓練等。然 2021 年 5 月初，臺灣爆發諾富特飯店群聚到萬華阿公店等疫情事件，醫界意識到疫情可能爆發，在民眾有意隱瞞暴露史，導致醫院院感事件，使得確診病人因嚴重肺炎轉加護病房。

　　由於多起社區感染事件，確診人數急速上升，短短一週，本院重症病人增加到 14 位，依中央疫情指揮中心對重症比率及病程發展推估，立即啟動臨危制變，在院方大力支持，與配合新北市政府衛生局政策，本院將重症加護專責病房收治量能提升至 58 床，無論在環境空間、物資準備、儀器設備、人力排班與訓練皆快速整備。

　　配合中央疫情指揮中心北病南送策略，24 小時啟動轉送流程，雖美中不足運送人員身體不適，然仍發揮團隊統籌能力及院際間的溝通協調改善流程，最終完成 9 位北病南送。

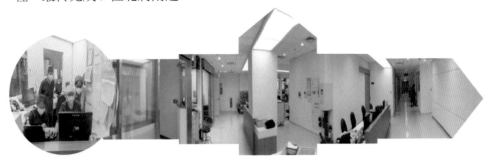

本文期望透過專責 ICU 的部署與實戰經驗分享，可作為日後疫情再起時同儕建置專責 ICU 之參考。

☽ 前言

2019 年底中國武漢爆發新冠肺炎疫情（SARS-CoV-2）同時併發重症個案及 2020 年全球 COVID-19 大流行，臺灣醫療界開始重視疫情的發展，本院不斷提醒同仁關注 COVID-19 疫情發展，由於 2003 年 SARS 的照護經驗，讓本院同仁在面對全球疫情蔓延時，得以全力以赴。本院開啟戶外篩檢站、負壓專責及加護病房，啟動危機因應小組，並進行超前部署，除環境動線的規劃，也進行人員的重新調整（repurposing）訓練。

2021 年 5 月發生諾富特飯店群聚到萬華阿公店事件，醫界意識到疫情可能爆發，雖有防範，但若民眾有意隱瞞暴露史，醫護人員無法限制病人及家屬在住院期間的活動範圍，導致院感事件發生，確診病人病情急轉直下，因嚴重肺炎轉加護病房，同時一波一波的社區感染，確診人數急速上升，重症比率及病程發展推估，本院立即啟動臨危制變，以應付疫情高峰。以下提供本院在疫情前的部署、疫情高峰時的臨危制變、疫情趨緩下，專責 ICU 卸載、清消與復歸經驗，作為未來發生疫情時之參考。

本院重症部啟動部署，進行專責 COVID-19 重症加護病房整備，包括動線規劃、軟硬體設備、人力素質與重新調整（repurposing）訓練等。

一、動線結構規劃

（一）疫情前部署：10 床整備

首先需了解單位硬體結構，包括區域範圍、出入口、可用空間、平時動線，如病人運送動線、工作人員作業動線、生活動線、消防疏散動線及準備收治床數，隔間以最大利益病床數為考量，利用平面圖進行動線及流程沙盤推演，規劃確診病人出入動線、工作人員動線及汙物送出動線（圖一超前部署：專責 ICU 改裝前及改裝中、改裝後現況）。

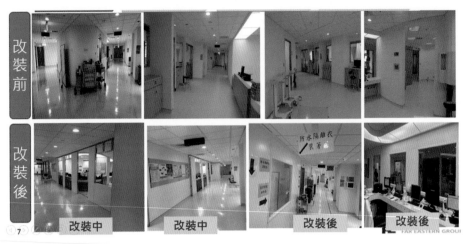

▲ 圖一　超前部署：專責 ICU 改裝前及改裝中、改裝後現況

　　區域分清潔區（乾淨區）、緩衝區及汙染區，病人出入動線以緩衝區與汙染區為主；工作人員進入動線需由著裝 PPE（清潔區）後經緩衝區再進入病人單位（汙染區），離開動線則以卸除裝備開始到裝備完全卸除，定義為汙染區、緩衝區到清潔區；除了病人及工作人員動線外，汙物運送動線（垃圾／被服）也需要規劃，需注意產出汙物到運送專梯的動線是否會造成院內感染。

　　在汙染區、緩衝區到清潔區三種動線推演確認後，進行隔間設計，需要配合消防疏散動線及三種隔離動線，依空間及床距、床的旋轉半徑等條件進行設計，工作人員文書處理、休憩空間也需放入隔間規劃，尤其是逃生動線需要注意門的大小，要讓病床可以通過。

　　隔間後依動線標示及貼海報，包括依著裝區及除裝順序貼 PPE 著裝及除裝步驟海報；將清潔區、緩衝區、汙染區及工作人員與病人出入動線平面圖，張貼於單位（圖二）。

（二）疫情爆發初期：專責 ICU 30 床

　　今年 4 月諾富特飯店群聚事件，本院收治 2 位重症病人，從直入、插氣管內管、移除氣管內管、轉至專責病房等流程，我們依流程及照護技術執行；在 5 月 14 日院感事件（病人隱瞞接觸史）及萬華阿公店事件之重症病

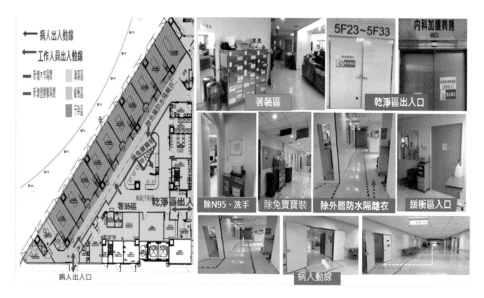

▲ 圖二　動線平面圖及照片

人入住 ICU 時，得知第二位重症病人為街友，出現症狀到就醫，一週的時間都在社區、公園遊蕩；警鐘響起，立即與重症部主任討論啟動專責 ICU 的應變計畫。

　　5 月 24 日本院 ICU 已收治 COVID-19 重症病人 14 位，邱冠明院長帶領重症部團隊現場指示將內科加護病房 20 床整區 all in（圖三），利用外圍空間，規劃除裝緩衝區、工作人員著裝區、文書區、值班區及生活區，外圍空間前身是加護病房家屬休息室，改為 COVID-19 疫苗注射區，再變身為專責 ICU 乾淨區（圖四），在在顯示本院臨危制變之強大。

　　當天立即分工，醫師、護理師在轉出一般病人後，全體動員協助搬櫃子、冰箱、工作車、電腦，利用個人置物櫃隔出更衣室、文書區及生活區，工務處協助木隔間，資訊處協助設定電腦等整備工作，20 床淨空後，開始整備汙染區，包括病室的準備，如大垃圾桶、汙衣袋，護理站、mini station 整備，電腦、儀器的包覆等等（圖五），在 24 小時內完成內科加護病房 20 床專責 ICU 整備，隔日即開始收治 COVID-19 重症病人。

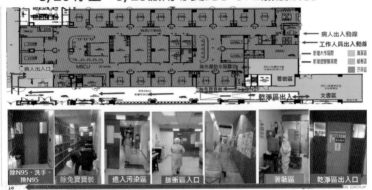

▲ 圖三　專責 ICU 20 床 all in 動線

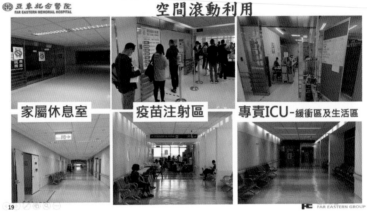

▲ 圖四　空間滾動利用

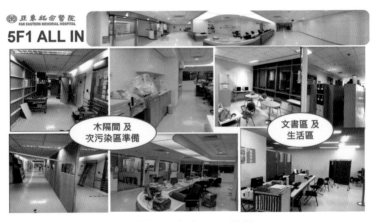

▲ 圖五　專責 ICU 整備

（三）疫情爆發高峰初期：專責 ICU 42 床

專責 ICU 30 床短短 2 至 3 天，到 5 月 27 日已收 27 床重症病人，急診及病房區確診病人暴增，集檢所開設，以重症的比率 10% 推估，需要再增加專責 ICU 床數，立馬將閒置的燒傷病房規劃為專責 ICU 12 床（圖六），除環境、動線整備外，為新開單位，醫護人力來源是最大的難題，醫療人力由重症部主任帶領心血管加護病房醫療團隊換防到 12 床的專責 ICU，護理人力則由護理部徵召各單位副護理長，拔官為第一線護理師，投入新建置的 12 床專責 ICU 軟硬體在 24 小時內完成，5 月 28 日再增加 12 床專責 ICU（共 42 床）。

（四）疫情爆高峰期 - 專責 ICU 58 床

5 月 18 日至 5 月 28 日專責 ICU 開了 42 床，一週時間 COVID-19 重症已有 34 床病人，疫情還在往上延燒，邱冠明院長在 5 月 27 日凌晨 6 點左右傳 LINE 表示，希望神經加護病房改為專責 ICU，需將動線、汙染區、緩衝區、乾淨區、生活區等規劃出來，立即構思 3 個方案，早上 8 點副院長下達指令，採用改變及工程最少，而收治床數最多的方案；當時工務處的材料要

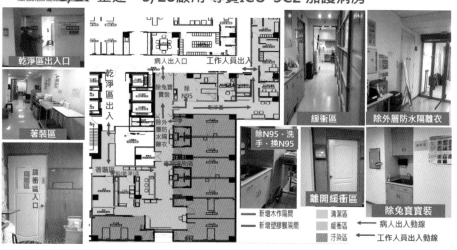

▲ 圖六　第三個專責 ICU 動線

隔日才有貨，邱冠明院長透過管道幫忙找到材料，工務處同仁連夜趕工，凌晨完工，同樣是 24 小時啟用第四個專責 ICU（共 58 床）（圖七）。

二、軟硬體設備

臺灣醫療界多數認為 COVID-19 病人需要負壓隔離病室，超前部署有時間考量硬體結構、經濟成本、工程影響等因素，我們採用機械通風方式，裝設 2 台排風機於離地面約 20 公分，排風扇後面加裝擋風裝置防止強風雨水倒灌。配合空調進行調整，氣流風向為乾淨區吹向汙染區，氣流大小乾淨區（護理站）＞緩衝區（前室）＞病室，並進行放煙測試，確保氣流方向的正確性（圖八）。

「氣溶膠」是新冠病毒傳染途徑之一。氣溶膠（Aerosol），又稱為氣膠、煙霧質，是指固體或液體微粒穩定地懸浮於氣體中形成的分散體系，同時也是一種懸浮微粒。WHO 建議通風排氣之氣流方向，需從乾淨區吹向汙染區，病房內氣流方向為護理站→緩衝區→汙染區，本院專責 ICU 的放煙測試，第一次有 3 處氣流方向不是很標準，使用空調送氣量調整後，符合排氣的氣流方向原則。

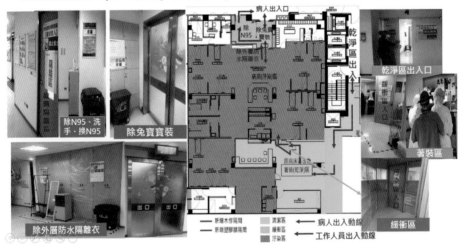

▲ 圖七　第四個專責 ICU 動線

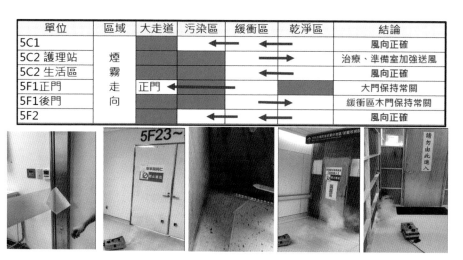

單位	區域	大走道	污染區	緩衝區	乾淨區	結論
5C1	煙霧走向			←	←	風向正確
5C2 護理站					→	治療、準備室加強送風
5C2 生活區				←		風向正確
5F1正門		正門 ←		←		大門保持常關
5F1後門					→	緩衝區木門保持常關
5F2			←	←		風向正確

▲ 圖八　專責 ICU 放煙測試結果

優化設備減少醫護人員進入汙染區的次數，如電子影像喉頭鏡、防護箱、呼吸器面板拉到病室外、無線聽診器等；汙染區（病室）、緩衝區（前室）、乾淨區（護理站）的相互支援，溝通方式及設備相對重要，另外無法直接看到或觀察病人，視頻也是不可缺少，除增加對講、視訊設備並加裝 1 對 3 電話等設備（圖九）。

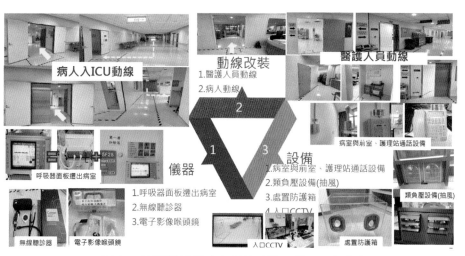

▲ 圖九　軟硬體設備（含動線改裝、儀器、設備）

隔間工程邱冠明院長提供小巧思，如進入汙染區增加一道門，多一個「mini 緩衝區」、「檢體遞送箱」—汙染區與乾淨區各有一個門，採檢後將檢體由汙染區檢體箱門放入檢體並關上門，乾淨區同仁打開乾淨區檢體箱門取出檢體，這些巧思讓同仁感受到院方在同仁及環境安全的用心（圖十）。

三、人力素質與訓練

（一）整備專責 ICU 10 床人力

　　依 ICU 護病比 1：2、每班有一位 Leader、分艙等原則，進行護理人力盤點，採 12 小時排班制；設定單位初期運作、常規運作模式，如常規治療作業、非治療時間輪替備援，非治療時間輪替模式是指重症病人隨時需要有醫護人員照護，隔離區醫護人員無法長久穿著二層 PPE，設定前室 10 床病人保持有 2 位護理師，2 小時輪替，護理站保持 1 位醫護人員，方能支援隔離室同仁。

（二）專責 ICU 58 床人力

　　盤點 ICU 醫護人力，人力需求來源包括調回 ICU 支援病房人力、徵召 ICU 經驗人力、內外科醫療部支援非專責 ICU、重症部醫療全部投入專責

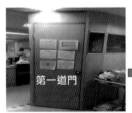
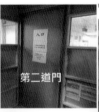
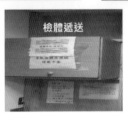
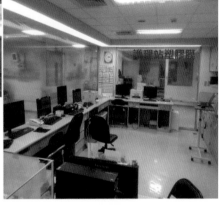

▲ 圖十　工程小巧思

ICU。護理部主任召集副護理長有 17 位擔任第一線護理師，另外徵召有
ICU 訓練、完成防護裝備訓練、第一劑疫苗已接種、有意願照顧 COVID-19
重症病人同仁，符合條件報名者共有 39 位護理師，分別來自急重症單位、
麻醉部、手術室、居家護理師、病房區、體循師、專科護理師回歸……還有
以前的老戰友都表示願意回戰場幫忙，除了開設 58 床專責 ICU，非專責
ICU 沒有降載，承載著全院非 COVID-19 重症病人的工作。

（三）Repurposing

重症部與護理部擬訂各種流程，包括急診入院、外院直入、病房轉入、
放置氣管內管、由密閉室抽痰裝置留取檢體、入手術室、ECMO 治療等（圖
十一），進行跨團隊演習，舉辦重症單位觀摩演習教育，文獻導讀，資料放
於雲端，提供各單位進行 repurposing。

在疫情爆發前，除制訂流程、演習，零星的確診重症病人照護經驗分
享，都是最好的實體教育訓練，排班遵循分艙分流，12 小時制排班，每個
階段的種子，都是手把手教育；對於醫療科及跨領域的團隊，於進出隔離
室，皆有同仁把關，確認 PPE 著裝與除裝的正確與安全。為了保護團隊其
他特殊成員，如清潔人員、護佐，不會輕易讓他們進入隔離區，每日收垃

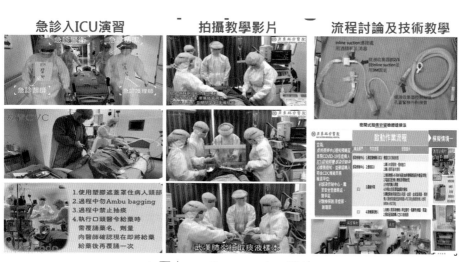

▲ 圖十一 Repurposing 照片

坂、汙衣、環境地板清潔消毒，委請護理師協助完成（圖十二）。

　　我們也利用模型拍攝影片、臨床操作影片等資料，將資訊放於團隊群組訊息，讓同仁可以自學；PAPR 是在後期才有大量的捐贈，我們拍攝教學影片及實地帶領同仁穿 PAPR 到隔離區照護病人（圖十三）。

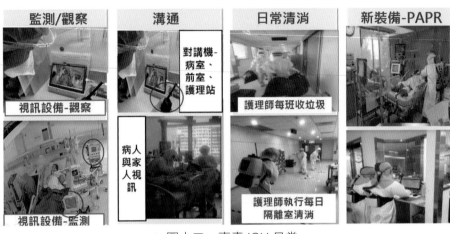

▲ 圖十二　專責 ICU 日常

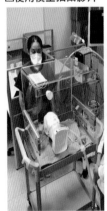
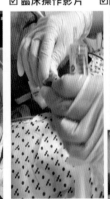
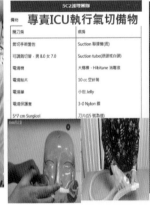
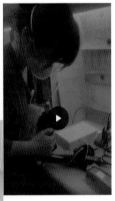

▲ 圖十三　教育影片

四、消防演習

（一）隔間動線改變後消防演習

因應隔間及動線改變，熄燈進行消防演習讓同仁清楚消防逃生動線，包含消防警鈴、滅火器（增加滅火器位置）及疏散接收單位應變、支援人力集結地點等（圖十四）。

（二）強化消防設備

收治 COVID-19 重症病人，時間緊迫下的規劃，無法考慮到逃生出口寬度及床的旋轉半徑，我們增加許多滅火器在木隔間附近，以隨手取得滅火器；在疫情趨緩及卸載後進行優化，將門由 90 公分擴大為 150 公分，並加塗防火漆及逃生出口標示，並於再啟用收治病人前進行消防演習（圖十五）。

五、北病南送

中央疫情指揮中心為紓解北部醫院的醫療負擔，分配北病南送的配對醫院，本院很榮幸與臺中榮總配對，由本院急診部蔡光超主任、重症部張厚台主任與臺中榮總急診部林子傑醫師、重症部黃俊德醫師為窗口，經 12 次修改流程；第一位病人由作者親自協助隨車護理師及司機著 PPE 裝備，特別

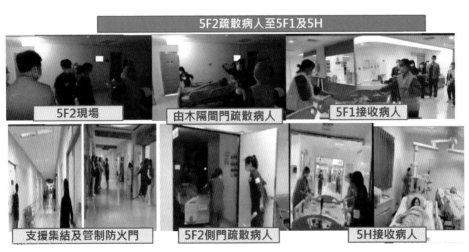

▲ 圖十四　熄燈消防演練

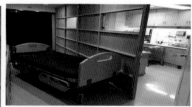

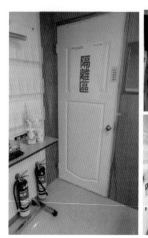

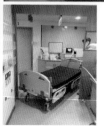

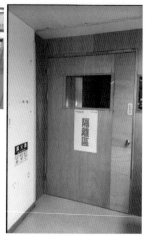

▲ 圖十五　優化逃生出口

派呼吸治療師使用輸送型呼吸器隨車護送病人，在順利送病人出發時一切正常；6月4日這天艷陽高照，氣溫高，司機、護理師穿2層隔離衣，在不通風的救護車上待將近2小時，隨車護理師昏倒，司機熱中暑掛急診，發生媒體事件；上天保佑，呼吸治療師一路為大家打氣，撐到病人安全抵達，心疼他們，也感謝他們盡責的將病人送達目的地；經由第一次事件，重新檢討改善運送救護車通風環境、流程，在每位南送病人後，一定電話與司機討論運送過程，進行再改善，最後感謝臺中榮總的協助，優化了北病南送流程（圖十六）。

六、卸載、清潔消毒與復歸

（一）卸載

隨著疫情逐步趨緩，專責 ICU 採滾動式調整，自 6 月 16 日起每週都在進行卸載、清消、重啟、再卸載工作。簡單幾個字，卻關係病人安全、工作人員安全、環境安全，甚至是整個醫院的安全，同樣也是勞心勞力的活。卸載—是將確診病人轉送到其他專責 ICU，病人嚴重度高，除遵照運送流程外，對於不穩定病人的所有相關儀器、配備、運送人員外，還要注意轉運流程，每位病人的運送都是非常大的挑戰。

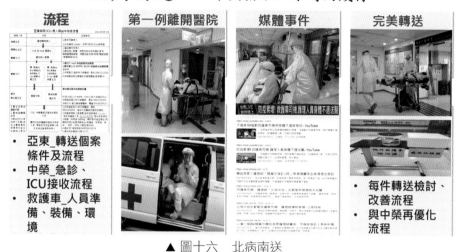

▲ 圖十六　北病南送

（二）清消、採檢

　　病人轉出後要先分類整理病室、前室環境，初步打包垃圾及汙衣，將病室內儀器、設備初步清潔消毒後分類，再進行細部消毒，另外天、地、牆、通風口的清消也很重要；神經加護病房及內科加護病房都是 all in ，空間範圍大，院方申請軍方化學兵協助使用 1000ppm 漂白水噴消環境，在化學兵噴消前需先將不能使用漂白水之儀器、電腦設備先包覆，噴消時進行環境解說，並與化學兵一起進行噴消天、地、牆及清空的垃圾桶、汙物間等；化學兵完成後到白班護理師上班約 30 至 40 分鐘，剛好讓空氣中的漂白水霧氣沉降；接下來細部消毒，考驗護理師、清潔人員、護佐，無論是床、儀器

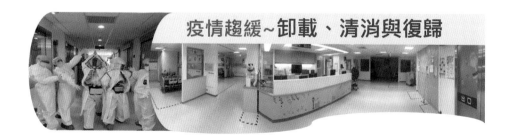

（PUMP、呼吸器、生理監視器等）、推車，到點滴架、電腦、對講機等，都要仔細、用力的擦拭，以確保消毒完全；每一次卸載總清消，每個人都是全身溼透、面罩霧氣讓我分不清東南西北，且不幸的發生第一件 COVID-19 針扎事件，第一件專責 ICU 醫護人員跌倒的異常事件。

環境整理清潔消毒後，接下來就是檢核（環境採檢）是否可以復歸，既興奮又怕受傷害，期待回歸正常工作型態，還給我們乾淨工作場所，害怕採檢結果若沒過，所有清潔消毒要重來（圖十七）。

（三）復歸

在環境清潔消毒完後，就像是過年大掃除，煥然一新，同仁說好像回到單位新開張時；在環境採檢報告都是陰性時，開始布置環境，重貼標示，開心迎接我們的家。

七、結論

記得 2003 年 SARS 時 N95 口罩缺貨，沒有拋棄式隔離衣，使用防水布隔離衣，面罩需自己手工製作，呼吸器也是最基本功能，管路無法加熱，沒

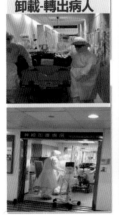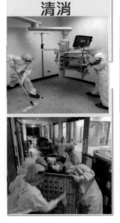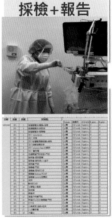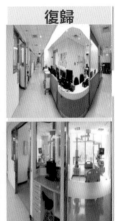

▲ 圖十七　卸載、清消與復歸

有運送型呼吸器，且用壓克力罩把病人罩起來運送，到中後期才有 P100，疫情結束後 PAPR、拋器室隔離衣才收到等；反觀今年 COVID-19 疫情，病人數比 SARS 多很多，需要快速應變及整備，設備及物資除去年準備量，還有社會善心人士慷慨捐贈及短時間內募集或採購，讓我們可以放手的對抗疫情，還好疫情降溫快，但隨著病毒的變種，我們還是要多關心國際間疫情發展，做好準備，隨時應變作戰。

工務處同仁不眠不休的趕工，執行部署規劃的員工身影穿梭醫院每個角落，護理同仁照顧病人身心靈，擔負起環境清潔消毒，常開玩笑每天要淨身多次，穿著防護衣、視線模糊、帶多層手套執行動靜脈注射、氣切、ECMO、趴睡等，為了病人，完成不可能任務（圖十八）。

抗疫過程沒有單打獨鬥的英雄，只有默默付出的無名英雄，沒有這群螞蟻雄兵的奉獻，哪來 11% 的重症收治及團隊榮耀，在接受長官、媒體的膝蓋及沉浸在團隊拱出的光環時，請不要忘記這群默默奉獻的戰友。過程是辛苦的、回憶整個過程感到很驕傲，以亞東紀念醫院團隊為榮。

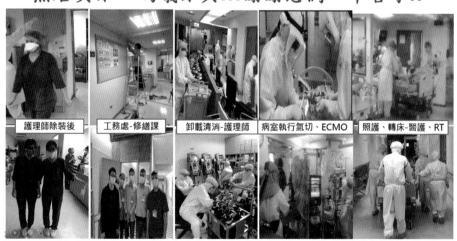

▲ 圖十八　無名英雄與螞蟻雄兵

八、限制與貢獻

（一）限制

對於確診病人及家屬的擔心、煩躁、害怕、無助，醫護人員感同身受，但仍會遇到不理性的病人及家屬，醫護人員要面對病家的恐嚇暴力外，穿著防護衣、戴 N95 口罩、面罩，說話需用力，病人看不到護理人員的表情，以語言及眼睛安撫和關懷病人，常有心力交瘁之感。

防護裝備在數量上是足夠，但在品質上讓第一線的醫護人員有疑慮，如 N95 的帶子易斷裂，面罩起霧，防水隔離衣帶子缺損、破洞，兔寶寶裝的拉鍊會自動滑下等，於隔離室執行醫療處置時，讓照護團隊沒有安全感。

加護病房護病比 1：2，每班的 Leader 及護理長都要直接進入隔離室指導護理人員，若依護病比 1：2 安排人力明顯不足，且對於收治病人數無法未卜先知，在護理人力出勤安排，感到最難為。

（二）貢獻

這 2 個多月身、心都處於應變高張下，生活型態也發生巨大的震盪，面對 COVID-19 疫情來勢洶洶，專責 ICU 床數由 2 床到 58 床，幾乎是 24 至 48 小時內要開一個專責 ICU，改變動線、作業流程、人力安排等，除動腦規劃，關懷、同理同仁的心境，及時解釋、溝通、安撫，更顯重要。

重症病人有 ICU 床位可以得到救治，在帶領、指導同仁整個應變過程，做到傳承，期望未來能作為抗疫的參考。

（三）建議

COVID-19 重症病人病情變化快、死亡率高，所需花費照護時間是一般病人的數倍，除需裝著防護裝備，說、視、聽、觸受限，動作遲緩外，身、心、靈皆承受相當大的壓力，照護模式也不同，前室、護理站皆需維持有人力備援；衛福部的護病比與平時一樣 1：2，建議應調整護病比。

清潔人員多數老、弱的人員，沒有經濟問題的都離職，清潔工作（隔離區）多數由護理師承擔，包括環境清潔（拖地、清消病床及環境、打包垃圾及被服並運送至緩衝區等），政府是否可以考慮協助派遣清潔方面人員協助，讓專業醫護人員全力投入照護病人。

專責內科加護病房 COVID-19 照護經驗分享

葉秀雯

亞東紀念醫院內科加護病房護理長

摘要

2020 年嚴重特殊傳染性肺炎（COVID-19）肆虐全球，2021 年 5 月中旬開始本土疫情拉警報，每日累積確診嚴重特殊傳染性肺炎（COVID-19）的人數不斷攀升，5 月 17 日，單日新增 535 起確診，新北市 5 月 17 日起每日確診人數破百，5 月 22 日單日確診更高達 385 人，本文主旨在分享亞東紀念醫院內科加護病房轉為專責收置 COVID-19 重症加護病房期間，護理人員臨床照護工作模式及工作內容調整之經驗分享，此外，面對來勢洶洶的疫情，如何協助第一線重症護理師壓力調適，最終戰勝今年第一波疫情，藉此經驗之分享，供其他同儕之參考。

前言

2020 年 1 月 15 日，疾病管制署將該不明肺炎列為第五類法定傳染病，定名為「嚴重特殊傳染性肺炎」。2020 年疫情雖肆虐全球，但臺灣當時在全民共同配合防疫政策的情況下，全民可以照常過日子，然而 5 月 8 日，桃園機場諾富特飯店出現群聚感染，其後宜蘭縣羅東鎮、新北市蘆洲區以及臺北市萬華區先後出現群聚感染，本土感染情況快速擴大，5 月 17 日單日新增 535 起確診，確診人數以雙北市居多，疫情指揮中宣布「雙北市」進入第三級防疫警戒，5 月 19 日，疫情指揮中宣布全國進入第三級防疫警戒。

亞東紀念醫院評定為醫學中心及「重度急救責任醫院」，位處於新北市板橋區，緊臨臺北市、新莊、中和、土城、樹林，醫院於 2019 年初面對

COVID-19 肆虐全球的當下，立即啟動「COVID-19 應變小組」，面對新北市不斷確診並惡化的 COVID-19 重症病人，亞東紀念醫院於 5 月 19 日將原本的內科加護病房，改為 COVID-19 專責加護病房，面對傳染力更強，特別是變種病毒，醫療人員面臨極大的身心壓力同時需照護 COVID-19 重症病人，所面臨的挑戰及應變措施分享如下：

一、硬體設備

5 月 19 日起開設 COVID-19 專責加護病房，至 5 月 24 日共開設二區專責加護病房共 30 間，每間均為獨立病室且收置一名病人，隔離室內裝設對講機，可與前室或乾淨區工作人員對話，安裝攝影機／攝像頭，隨時觀察病人的狀況；此外，備有「動力淨氣式呼吸防護具」（PAPR）共 17 組，電子影像喉頭鏡及無線超音波等設備。

二、照護人力（排班人力、工時）

專責加護病房開設期間，護理人力分成 A、B 二組，上 12 小時班，平均每人上班 3 天，休息 3 天，白 12 小時及夜 12 小時各排 17 位護理人員上班，每位護理人員照護 1 至 2 位病人，依病人嚴重度而定，每班工作人員再細分第一組及第二組，上班前 2 小時，第一組及第二組人員一起進入隔離室，完成常規照護工作（包括翻身、抽痰、灌食及藥品、管路護理），接續的第三小時起（即單時）留下第一組工作人員於專責加護病房隔離區內，第二組人員卸除防護裝備，至乾淨區內休息及完成紀錄等文書作業；第四小時（即雙時）留下第二組工作人員於專責加護病房隔離區內，第一組人員卸除防護裝備，至乾淨區內休息及完成紀錄等文書作業，利用縮短著防護裝備的工作時間、輪班工作來調整及減少勞工的暴露時間。

三、臨床實際照護流程

面對高傳染力的病毒，提供臨床工作人員著裝 N95 口罩、髮帽、護目鏡、防水隔離衣（俗稱兔寶寶裝）、防水衣、手套二層、腳套二層等裝備，使第一線工作人員執行照護時不便利，長時間穿著不透氣裝備下更造成身體

不適或工作疲勞。如何繼續提供 COVID-19 病人應有的臨床治療和照護，同時能讓第一線的急重症工作人員平安，關心到醫護同仁可能面臨的情緒和身體疲勞，故制訂 COVID-19 照護流程，簡述如下：

1. 密閉式抽痰管留取檢體：氣管插管病人均使用密閉式抽痰管，抽痰時可持續供氧，同時痰液不外漏，可以避免醫護人員受到感染的風險。但在留取痰液檢體時，需使用痰液收集器，傳統操作上就無法使用密閉式抽痰管，為降低醫護人員感染風險，故改良痰液收集器使用方式，使其能接上密閉式抽痰管。操作步驟包括：

⑴ 備物：痰液收集器、無菌手套、無菌換藥碗、無菌刀片或剪刀。

⑵ 操作：拆開無菌碗→備物拆開倒至無菌碗→戴無菌手套→將痰液收集器的前端抽吸管剪短後，接在密閉式抽痰管，另一端維持接在中央抽吸系統，即可以密閉方式抽吸留取痰液檢體。

2. 執行「侵入性檢查、處置」：加護病房常見之侵入性檢查及侵入性處置，包括：腸鏡及胃鏡檢查、支氣管鏡檢查、放 ECMO、放置各類侵入性管路，均在加護房病室內完成，因執行「侵入性檢查、處置」所需時間較長，易使護目鏡起霧，造成視線不良，因此，執行「侵入性檢查、處置」時，於病室內醫療人員，除了著原有的防護裝備外，護目鏡改由 PAPR 取代，除了可以增工作人員舒適性外，可整合頸部以上的防護，有相對較高的指定防護係數（assigned protection factor, APF）值。

3. 執行「床邊手術」：與外科部、麻醉部及手術室共同制定「COVID-19 病人於加護病房隔離室進行床邊手術之術式」，仍需安排線上手術排程，由手術室準備所需要的醫材、機器及器械，於病室內醫療人員，除了著原有的防護裝備外，護目鏡改由 PAPR 取代，於床邊進行 Time out 及手術，術後器械由加護病房以 0.6% 漂白水泡消 30 分鐘後，使用夾鍊袋包覆，送供應中心。

4. 加護病房外檢查：與影像醫學科共同制定「加護病房 COVID-19 病人至影像醫學科檢查流程」，制定運送人員、專屬運送路線及隔離電梯，此外，檢查排程儘量安排在同天同時段，以利淨空檢查單位，供 COVID-19 進行影像學檢查，檢查後澈底進行環境清潔消毒。

四、人員壓力及舒壓

　　2021 年 5 月初，當時疫情尚未大爆發，訪談團隊成員照護確診病人之壓力，主要擔心自我染疫並傳給家人，全體加護病房同仁都表示願意照護確診病人，但希望能下班或放假時別回家，以防傳給家人。因此，院方提供員工宿舍及商務旅館給照護 COVID-19 的員工住宿休息，此外，高風險單位員工每週 COVID-19 深部喉嚨唾液 PCR 篩檢，以及早發現是否染疫。院方也提供員工協助方案（EAPs），員工可以免費預約心理諮商，具有隱私性同時讓員工擁有溫暖的心理支持。

◗ 結論

　　臺灣新冠肺炎（COVID-19）疫情持續嚴峻，自 5 月 15 日雙北市防疫警戒提升為第三級，第一線醫護人員每天直接接觸大量病人，無論身心均承受著極大的壓力，完善的照護流程及充足的防護裝備，使我們第一線工作人員免於染疫，也感第一線工作人員的親朋好友及同儕間的支持，讓同仁堅守崗位，站在第一線齊心抗疫，疫情趨緩但尚未結束，此次的照護經驗的累積不斷修正照護流程，以確保病人就醫品質同時保護第一線工作人員身心安適。

華麗飯店轉身蛻變
——談板橋集中檢疫所設置經驗

許夢萍

亞東紀念醫院護理部督導

摘要

　　5 月應該是溫馨的感恩月，卻因為新冠肺炎的人數遽增，增加醫療院所資源的耗損，為確保醫院應有的醫療量能，並使確診新冠肺炎的市民能及時獲得妥善照護，新北市政府迅速徵用飯店轉型為加強版集中檢疫所，優先收治無症狀或輕症的確診患者。設置加強版集中檢疫所並無前例可循，亞東紀念醫院以專業知識與熟練的臨床經驗，寫下一頁頁照護流程與指引，以下就集中檢疫所設置之整合資源、工作人員的防疫措施、動線規劃、流程建置、每日照護、溫馨回饋及環境清潔與消毒分享我們走過的路，期望提供我們的照護經驗，以作為對抗嚴峻疫情的參考。

前言

　　亞東紀念醫院為新北市唯一醫學中心，責無旁貸承接全國最大集中照護檢疫所，這是一棟現代華麗飯店，轉身蛻變為收置新北市 COVID-19 陽性個案集中檢疫所，設有衛生組，由醫療團隊負責住民健康照護；後勤組由飯店人員負責住民之食宿及提供住房所需之衛生用品；安全組則由新北市政府警察局保安大隊負責維安工作。

　　集中檢疫所設置的主要目的是提供無症狀或輕症的確診患者有安全妥善的安置場所，一方面達到阻斷社區傳播的通路，同時也避免大量確診個案湧入醫院，但當住民病情變化，有住院需求時，也可透過連繫新北市政府的「綠色通道」轉至亞東紀念醫院接受後續治療，如此分流的做法保留了醫療

量能，同時也讓醫院能更專注於重症患者的照護。

板橋加強版集中檢疫所設置 41 天，共檢傷 679 人，收住了 632 位住民，我們為防疫工作築起一道防線，使疫情不致蔓延擴散，讓住民健康離所及所有同仁零染疫，讓新北市民安心，亞東紀念醫院要善盡社會醫療責任，為此次進駐集中檢疫所重中之重的目標。

一、整合資源迅速成軍

疫情以來，各醫院業務量迅速降載，為防疫工作投入千軍萬馬的心力。2021 年 5 月 27 日獲知醫院將承接設置有 300 間住房的板橋加強版集中檢疫所後，除召集相關科室人員與新北市衛生局長官至板橋檢疫所現場勘查環境做初步動線規劃外，也隨即公告訊息進行人員的招募。在使命感的驅動下很快地募集護病比 1：20 所需的 34 位來自各科（外科、產兒科、門診、社區護理、專科護理師、開刀房及麻醉部等人力），派駐護理督導及內、外科醫師群團隊等衛生組成員。此外，人力還包括安全組（警務人員）16 人及後勤組（飯店工作人員）26 人。另一方面也參考衛生局的集檢所設置計畫，進行防疫物資的討論與準備，物資的準備需要材物處、總務處、藥學部等團隊部門協助，將所需防疫物品列舉清單並逐一造冊。

二、工作人員的防疫措施

（一）確保工作人員健康與安全：鼻咽拭子快篩與疫苗注射

進駐飯店後的首要工作就是要確保所有工作人員的健康與安全。院內同仁在醫院的保護傘下皆已完成至少一劑的疫苗施打與深喉唾沫的篩檢陰性，但即將在集檢所一起工作的後勤組與安全組夥伴們卻尚未完成，於是醫院安排醫師與專科護理師團隊，為其進行鼻咽快篩採檢（圖一），同時衛生局長官安排之下，提供所有工作人員完成疫苗施打（圖二）。至此，所有工作夥伴有了基本的防護來保障工作上的安全。

（二）穿脫防護裝備的教育訓練

集中檢疫所裡的住民皆為 COVID-19 確診者，照顧 300 個確診住民，肩

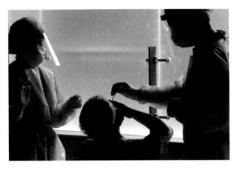 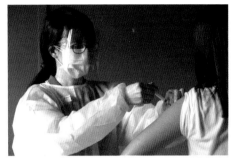

▲ 圖一　鼻咽拭子快篩採檢　　　　　　▲ 圖二　疫苗施打

上壓力著實沉重。防護裝備的教案非常的重要，同時需確認每一位同仁對防護裝備的穿脫步驟都已熟練。各組人員的教育訓練如下：

1. 衛生組：

(1) 出發前請每一位同仁完成「穿脫防護裝備影片」的線上課程。

(2) 請同仁至護理部進行實體穿脫防護裝備的練習及回覆示教。

2. 後勤與安全組：對於後勤與安全組夥伴穿脫防護裝備的教育訓練需更加投入，醫院同仁尚需教育訓練，更何況他們不是醫護人員。他們的教育措施包括：

(1) 進駐集檢所前，我們先將錄製的穿脫防護裝備的影片寄給後勤與安全組夥伴，請他們先行看著影片學習。

(2) 進駐當天再進行實際穿脫防護裝備的說明及練習（圖三），每一個步驟鉅細靡遺的說明，請他們實際練習（圖四）。

(3) 提供穿、脫防護裝備的海報貼於他們的辦公室，方便隨時參閱。

(4) 收治住民時的整裝，我們都派專人在旁協助及指導他們正確的穿脫防護裝備，為的就是要確保工作人員的安全，並防止因穿脫錯誤造成感染源的傳播。

三、動線規劃

板橋加強版集中檢疫所可收治確診個案樓層為 5 至 19 樓，採 1 人 1 室，共可提供 300 間，而整棟建築物僅有 4 部電梯，在感控動線的安排上，與感控醫師探勘後規劃為絕對清潔之「綠區」，為工作人員上下班使用；「黃

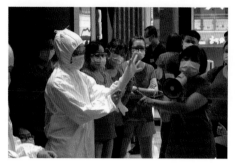 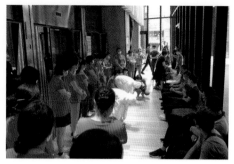

▲ 圖三　穿脫防護裝備說明　　　　▲ 圖四　穿脫防護裝備練習

區」為相對清潔，供著裝後到病人樓層執行照護工作用及運送病人專用之「紅區」（圖五）；此外，尚有一緩衝區電梯，為各樓層除裝後返回護理站之緩衝梯。飯店還有 1 部戶外電梯，只達 2 樓空曠平台，為評估住民是否適合入住之平台，空間寬敞，空氣流通，而工作人員則由集檢所側門進出，動線完全分流。

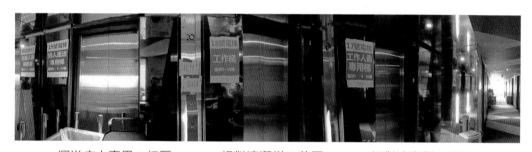

運送病人專用：紅區　　　相對清潔梯：黃區　　　絕對清潔梯：綠區

▲ 圖五　分區的動線規劃

四、建立工作流程

1. **入住流程**：流程建立是保障工作同仁安全重要的課題。經由醫療團隊溝通討論訂下重要工作流程，首先是入住的流程，病人由救護車送達集檢所門口，由醫師或專科護理師進行初步審視，如外觀無明顯症狀，則引導乘坐外部電梯上 2 樓戶外平台，再由護理師測量血壓及血氧，收縮壓如小於100mmhg、血氧小於 94、心跳大於 100 下／分，由醫師評估是否原救護車

載送就醫；如生命徵象正常，則由護理師安排住房，掃描入住說明書之QRcode，流程如圖六。

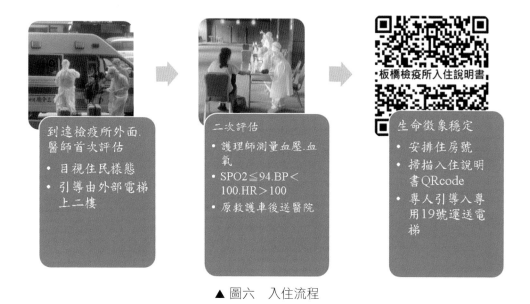

▲ 圖六　入住流程

2. 每日照護：

(1) 住民分住於 15 個樓層，我們準備了 15 台平板電腦，每樓層 1 台，入住時與住民加 LINE 群組，透過平板視訊，了解住民的問題與需求，一一協助解決，透過視訊方式提供醫、護、住民間良好溝通及關懷。

(2) 透過平板視訊了解住民每日的體溫、血壓、血氧及心跳等生理狀況，記錄在每日的治療評估表中，評估分數 ≧ 3 分則通知醫師做進一步的視訊問診後決定是否後送醫院就醫。

(3) 關心住民的情緒壓力，每天進行「心情溫度計」的評估，詢問住民晚上睡眠情形、壓力與焦慮狀況、進食情況等，也透過集檢所廣播系統，對住民表達關心與問候，讓住民知道他們並不孤單，我們每天都和他們在一起。

(4) 對於不善操作智慧手機的長者，護理人員則是著裝進到房間，完成每日的關懷與生理監測（圖七）。

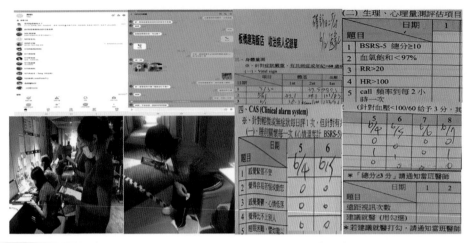

▲ 圖七　每日 LINE 溝通訊息與照護紀錄

3. **採檢流程**：確診第 7 天後，由醫師或專科護理師列出採檢名單，並準備採檢所需用品（檢驗單、採檢棒、病人標籤、夾鏈袋），採檢當天早上護理師通知住民準備採檢，1 位醫師和 1 位護理師至樓層進行採檢，另一位醫師或專師攜帶乾淨大塑膠袋至戶外 1 樓，採檢完畢由護理師將檢體盒外噴灑酒精後，乘紅區電梯至 2 樓，再搭戶外電梯到 1 樓，護理師將檢體盒放入乾淨塑膠袋內封起，再由醫師或專師將檢體送回醫院。流程如圖八。

4. **照護暴力、危險住民安全守則**：在集檢所期間，由媒體獲知有護理同仁遭確診病人持刀攻擊受傷事件，立即召集同仁討論出照護具暴力、危險住民之安全守則。同仁於手機輸入安全組與後勤組之緊急聯絡電話，對於照護情緒激動、言語暴力、攻擊傾向之住民，進入住民房間前一定要聯絡安全組人員，著裝陪同，兩人一組進入住民房間；除此之外，在護理站白板及平板 LINE 群組寫上「D」的註記，代表「Dangerous」危險的意思，並且在住房門口貼上明顯的採紅標籤「3」，以提醒大家注意。另一方面也通知值班醫師給予關懷、安撫，亦請本院精神科醫師至集中檢疫所會診，新北市衛生局亦商請八里療養院醫師與護理師到檢疫所給予住民關懷，提供專業級照護。

5. **解隔返家多元關懷**：黑暗結束黎明終究會到來，多日的隔離治療終於要結束了。收到衛生局寄來解除隔離的通知書後，我們會一一與住民再次核對資料的正確性，並確認他們離所的去處，為他們預約防疫計程車的時間，

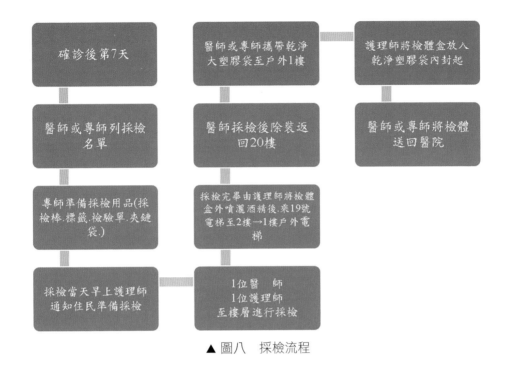

▲ 圖八　採檢流程

最後親送他們上車。離所 1 個月後我們再次進行離所電話關懷，了解他們工作、就學與居家生活的狀況，同時我們也再次發送 LINE 訊息關心他們一切是否安好。

6. **照護過程中溫馨回饋：**每位進來檢疫所隔離的住民，進來的時候心情多是忐忑不安、焦慮沮喪的，相處的過程也常有不滿與抱怨，但在醫護團隊悉心照顧與真誠對待下，他們的健康日益恢復，也建立了彼此的信任，透過平板視訊溝通變成住民每日期待的時刻，他們開始分享他們的心情故事：有一日，護理師照顧一位 70 多歲面帶愁容的婆婆，協助她操作智慧手機，偶然看到樓層群組裡另一位住民的名字在婆婆的 LINE 訊息裡，詢問下知道是婆婆的媳婦，婆婆語帶悲傷的說，媳婦非常不諒解她，責怪她染疫，而傳染給家人，媳婦曾勸在市場工作的婆婆，市場是人與人接觸頻繁的地方，要婆婆暫時休息以免被傳染，但擔心的事終究還是發生了，以前媳婦每天會跟婆婆互 LINE 訊息，道早問好，現在婆婆的 LINE 媳婦都不讀不回，讓婆婆十分自責。護理師知道後立即發揮護理師獨特專業能力，擔任婆媳間溝通橋

梁，最後媳婦終於放下心中怨懟，再次表達對婆婆的關心之意，也讓我們感到十分的有成就感，婆婆非常感謝這位護理師。

當住民收到我們發出的解除隔離通知時，都難掩開心的心情，不停的對我們表達感謝之意，謝謝這段時間的照顧，他們開心雀躍，總說「OKYA~」、「辛苦妳們了」、「有妳們真好」、「一起加油喔」（圖九），有住民甚至表示：能夠出門時一定要請我們「喝飲料」，以表感謝之意，這些話對護理師來說都是最溫馨的回饋，我們也期待他們離所後的生活，回到原來的平靜。

7. 環境清潔與消毒：

(1) 工作人員方面：

① 工作區域每日以 ⑦⑤㊺ 酒精擦拭環境，並且以自製的 ⑩㊴⑥㊺ 漂白水地墊，放於緩衝區電梯出口，讓同仁出電梯時能再次消毒鞋底再進入乾淨的清潔區。

② 各樓層除裝區備有 ⑦⑤㊺ 酒精噴槍，方便同仁除裝時消毒使用。

③ 提供除裝後專用溼洗手台，以利徹底完成手部清潔。

④ 自我清理垃圾，訂定收取垃圾時間。

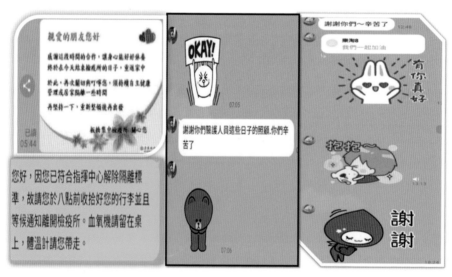

▲ 圖九　住民溫馨回饋

(2) 確診個案離所：

離所住民的房間則是每兩日由化學兵前來協助清消，並將所有工作人員所在的樓層、電梯、大廳、評估住民的 2 樓平台及存放垃圾的空間進行消毒，以確保環境的清潔。

結論

集中檢疫所設置的目的是維持醫療機構該有的量能，並且為疫情築起一道阻隔的防線，而目標在於住民能健康返家，醫護同仁能無一染疫，全身而退。這些期望，在大家同心協力下完成艱鉅的目標，完全仰賴事前細心的規劃、流程的建置、適當的治療及大家齊心抗疫，誓不破口全身而退的理念下達成。但過程中我們仍碰到許多的困難：⑴ 住民送達的時間不易掌握，這會使同仁在酷暑下著裝等候的時間拉長，造成中暑的危險；⑵ 後勤人員非醫療專業人員，他們會害怕進入確診住民住過的房間進行整理，以致離所後房間整理的速度較慢，影響收治時效；⑶ 房門無法由工作同仁控制，當住民反鎖房門，造成安全疑慮，發生問題時增加救援困難。建議未來如再次面對疫情的挑戰，我們應更積極建置溝通連繫的管道，以掌握住民送達的時間；對於非專業醫療人員除提供必要的教育訓練外仍需多給予心理支持與建設，降低其心理壓力，方能使整個防疫工作運作順利。期望我們的抗疫經驗能提供大家日後照護的參考依據，可以在歷史留下共同努力的痕跡，更希望這波疫情快快結束，還給大家原來平靜的生活秩序與空間，疫情走吧～

華麗蛻變
——談三重集中檢疫所設置經驗

賴宜芳

亞東紀念醫院護理部督導

摘要

110 年 5 月雙北 COVID-19 本土病例暴增，全國進入三級警戒，為了安置篩檢陽性的民眾，避免不必要的接觸，依據傳染病防治法第 53、57 條規定，調度徵用場所成立配置有醫、護、警人員進駐的「加強版集中檢疫所」以舒緩醫療壓力，分艙分流讓確診者及時得到照護（傳染病防治法）。2021 年 9 月 5 日新北爆發幼兒園老師確診及 Delta 群聚事件，新北市政府為杜絕社區傳播鏈，立即調度徵用場所成立配置有護、警人員進駐的「集中檢疫所」照護需隔離接觸者。檢疫所設置之資源整合、動線規劃、流程建置、每日照護、環境清消等在內文做深入說明，期望本文可作日後參與設置集中檢疫所醫院之參考。

前言

2021 年 5 月 COVID-19 本土病例暴增，5 月 15 開始全國進入三級警戒，5 月 17 日新北市政府防疫應變會議中指出，新北市的防疫警戒慢慢已經快走到第四級，在社區疫情不斷升溫情況下，民眾要有高度管制、低度活動生活方式的心理準備。自 4 月 26 日到 5 月 17 日新北市確診人數已達 359 人，單日確診人數為 144 人，其中以板橋 94 人最多，次為三重 44 人，提出防疫三大對策之一、設立社區篩檢站，透過快篩、PCR 雙管齊下，找出潛在個案；二、增加專責醫院病床，藉以預備收納新冠個案，給予妥適醫療資源；三、徵調集中檢疫所（新北市政府 2021 年 5 月 17 日）。

集中檢疫所部分，依據傳染病防治法第 53、57 條規定，新北市政府調度徵用旅館成立配置有醫、護、警人員進駐的「加強版集中檢疫所」。亞東紀念醫院於最短時間內配合市府政策承接三重加強版集中檢所，阻斷傳染傳播鏈，同時舒緩確診個案湧入醫院的壓力，讓醫療體系專注於重症個案照護。9 月 8 日因新北市爆發幼兒園群聚感染案再擴大，新增 7 例確診個案，且基因定序確定為 Delta 變異株，至 8 日已累計 22 人染疫，故亞東紀念醫院又再度承接三重集中檢疫所照護接觸者。

一、資源整合

因應新北市政府防疫政策承接三重加強版集中檢疫所（以下簡稱集檢所），醫院指派外科部創傷科暨門診部林恆甫主任擔任指揮官，同時組成醫護管理小組，開始徵調亞東紀念醫院創傷團隊外科醫師進駐，護理團隊由護理部主任統籌指派督導現場管理，依集檢所計畫人力比招募內、外、婦、兒護理師共 15 名、醫院行政團隊如總務暨環境安全處、資訊處、秘書處、資材處、藥學部、臨床病理科共 60 人接下重擔。

在醫院盤點攜至集檢所物品如藥品是詢問醫師意見攜帶含常見支氣管擴張劑、化痰藥、止咳藥水、胃藥等等，防疫用品如全罩式防護衣、防水隔離衣、綠色抽取手術拋棄式圓形紙帽、無粉乳膠滅菌手術手套、防護護目罩、N95 防護口罩、拋棄式鞋套、Alcohol Hand Sanitizer 等；各項醫療用品如電子血壓計、體溫計、氧氣面罩、小氧鋼瓶、氧氣製造機、各類文具用品、生活用品等（圖一），整備數量打包準備進駐集檢所收治病人。

出發前，必須做集檢所事前場地勘查，了解集檢所環境及樓層房型配置，依感控規範和集檢所環境規劃進出動線，人員生活工作區域，保障人員有個安全工作環境（圖二）。在護理師部分必須先接受嚴重特殊性肺炎介紹及感染管制課程、防護衣穿脫影片訓練完備，召開共識會議說明集檢所配備及照護方向，個人防護準備，家人報備及心理安撫，以達到信念一致、思想一致、行動一致，務必健康的全員復歸。

2021 年 9 月 8 日接獲新北市衛生局徵召，在 4 小時內迅速徵招各科護理人員包含門診、內科、外科、兒科、精神科共 18 人，及護理副指揮官 1

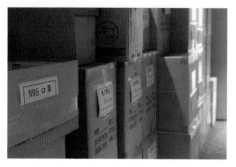

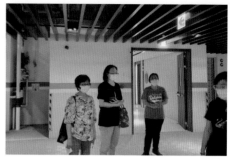

▲ 圖一　物品整備　　　　　　　▲ 圖二　集檢所環境場勘

人，護理主管 8 人；醫師徵調做每日核酸採檢，進駐三重集檢所照護第一、二層接觸者，再度承擔杜絕病毒入侵社區的重責。

二、集檢所管理

　　亞東醫護團隊將集檢所轉變為微型醫院經營模式並取名為臺灣「直艙」醫院（vertical cabin hospital），靈感來自方艙醫院（mobile cabin hospital），適用於飯店以電梯做垂直運輸，病人數較少的規劃方式，其寓意為健康直衝天際，隔絕病毒，永保健康。以下依嚴重特殊傳染性肺炎中央流行疫情指揮中心頒「嚴重特殊性肺炎集中檢疫場所工作指引」制定工作流程。

　　1. 確保工作人員健康與安全：無論是 5 月及 9 月進駐集檢所為衛生組、後勤組、安全組，還是所有飯店工作人員均需接受新冠疫苗注射，醫院第一天會安排醫師進行快篩及疫苗注射以確保全部工作人員工作安全，期間並需每週定期接受新冠病毒抗原 PCR 追蹤個人健康狀況（圖三至圖四）。

　　2. 穿脫防護裝備的教育訓練：集檢所內無論是照護確診病人或是檢疫隔離接觸市民，穿脫防護裝備的教育訓練和相關知識是很重要關鍵因素。

　　⑴ 衛生組：穿脫防護裝備上，採取 1 對 1 查核確認整備無誤，才可出發，避免因穿脫隔離衣不正確造成的破口。

　　⑵ 後勤組及安全組人員：進駐後需接受衛生組防護衣穿脫訓練及回覆示教，確保每個人穿脫步驟正確無誤。

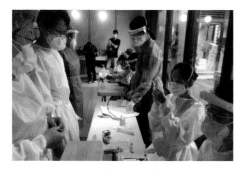
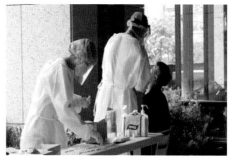

▲ 圖三　疫苗注射　　　　　　　▲ 圖四　抗原快篩

　　集檢所內會將穿脫防護裝備的海報貼於著裝及除裝區，方便隨時參閱確保步驟正確性。除此，每日工作時衛生組護理師會在旁協助及指導穿脫防護裝備，杜絕因照護而受到感染，這是衛生組很重要的責任（圖五至圖六）。

　　9月集中檢疫所因照護住民為集中隔離者，非確診個案，防護設備會以N95口罩、外科口罩、雙層手套、單層隔離衣、腳套、面罩、拋棄式手術帽作主要防護設備。

　　3. **動線規劃**：醫護（衛生組）審視旅館環境及地理位置，迅速整備集中檢疫所的環境設置，並根據感控原則做動線分流，出入動線不交叉，確保工作人員及確診住民安全，預防交互感染，設立紅黃綠三條路線。紅區為確診住民進出集檢所及工作人員照護住民之電梯及路線；黃區為工作人員著裝後到病人樓層執行照護工作；綠區為工作人員平時通勤專用電梯及路線（圖七至圖八）。

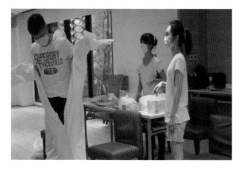
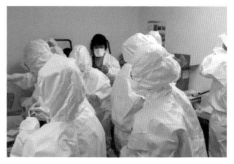

▲ 圖五　安全組穿脫防護衣訓練　　▲ 圖六　衛生組穿脫防護衣訓練

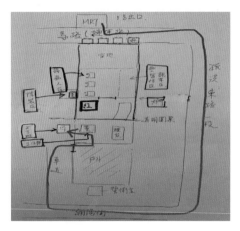 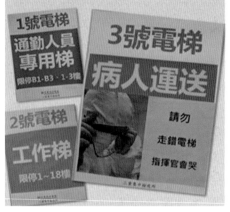

▲ 圖七　出入動線規劃　　　　　　▲ 圖八　電梯動線規劃

4. 建立工作流程：

訂定集中檢疫所依工作指引：因應照護確診個案原則，分別訂定物資管理、個案入住流程、採檢流程、個案健康管理、疾病處理、重症送醫、解隔返家及返家後 7 天及 21 天健康追蹤服務等流程規範。

以亞東紀念醫院創傷科醫師及護理團隊組成；保安組以新北保安大隊組成；後勤組以飯店團隊組成，並分別命名為醫療（Medical, M Team）、安全（Police, P Team）及後勤（Hotel, H Team）。依工作指引制訂出集檢所相關醫療流程如下，安全組及後勤組依照制訂出流程進行協作配合進行。

(1) 醫師相關流程：① 支援醫師報到需知：醫師前進集檢所前教育訓練，包含環境、動線、消防設施、醫療模式。接新病人評估模式、治療流程、處理評估病人狀況；② 確診個案後送醫院轉院流程：病人病情變化時轉院評估、協助安排轉院及通報；③ 走動式採檢流程：設置符合旅館環境採檢流程，定期採檢為解隔做準備；④ 心理轉介會診流程：結合亞東紀念醫院精神科醫師進行會診協助住民心靈關懷處置；⑤ 單株抗體施打流程依中央規定施打單株抗體適應症，並篩選合適對象後送亞東紀念醫院，並評估施打單株抗體後副作用情形，提供衛福部疾病管制署相關數據作為未來輕症治療指引實證基礎（圖九至圖十）。

(2) 護理相關流程：① 入所作業流程：包含路線規劃、入所照護及各項

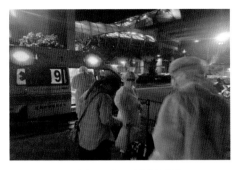

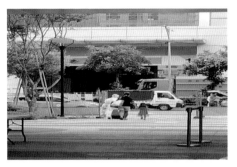

▲ 圖九　住民轉送醫院　　　　　　▲ 圖十　住民離所

衛教；護理每日工作規範及交班流程，電話詢問病人病情變化減少非必要接觸，病人有主訴時初步評估、回報醫師、穿著防護裝進行給藥及給氧氣等治療；② 住民採檢作業流程：協作醫師採檢注意事項及住民衛教；③ 住民病情變化通報及轉院流程：病人病情變化時協助醫師進行處置、轉院評估、協助安排轉院及通報；④ 出所相關作業流程包含離所通報和衛教及出所後電訪流程：住民離所一週後進行電話訪問關心住民離所後健康（圖十一至圖十二）。

　　(3) 環境清消：住民出所後聯絡化學兵進行環境清消工作（圖十三至圖十四）。

　　(4) 物資管理：每日盤點所需物資以確保使用量的運轉（圖十五）。

　　(5) 儀器設備管理：每日盤點儀器及使用後清消工作（圖十六）。

　　以上各項工作流程為因應「直艙」醫院建立，並進行教育訓練、稽核和

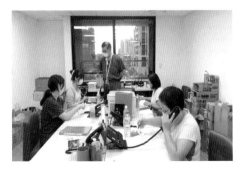

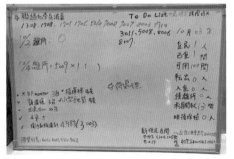

▲ 圖十一　護理師電話關懷　　　　▲ 圖十二　工作白板

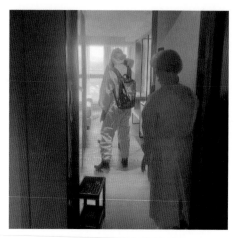
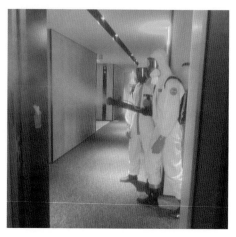

▲ 圖十三　化學兵清消房間　　　▲ 圖十四　化學兵清消房間

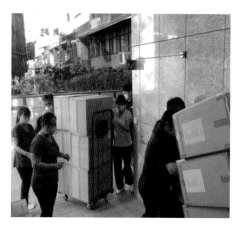
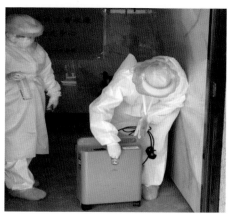

▲ 圖十五　盤點物資　　　　　▲ 圖十六　儀器清消

人員管制形成有效率精英部隊協作新北市政府進行防疫工作。

　　9 月因應 Delta 變異株社區群聚感染開立集中檢疫所入院觀察接觸者分為一般及專案其收治和就醫流程如下：

　　⑴ 一般（只有第一層，採檢二次）以接觸日起算，隔離完整 14 天。

　　⑵ 專案（採檢 3 次，分第一層及第二層）

　　第一層解隔日，以接觸日起算，隔離完整 14 天，認採檢 3 次皆有完成且陰性可離所。

第二層解隔日，以接觸日起算，隔離完整 5 天，與衛生所確認需第一層接觸者陰性才可離所。

(3) 衛生所同仁會送紙本居家隔離通知書及防疫包至現場給衛生組轉交給住民，衛生組負責回收居家隔離通知書第二聯回條，告知自主健康管理 7 天（圖十七）。

(4) 若接觸者有就醫需求，新北市衛生局授權給各醫院做遠距醫療或轉送就醫。住民提出就醫需求，護理人員給予遠距診療預約服務和就醫操作說明，醫院端收到住民就醫完成訊息，將藥單送至藥物諮詢中心配藥，藥師配藥完成會將藥物送至三重集檢所（圖十八）。

三、復歸

5 月三重加強版集檢所在 27 天的服務中，不間斷照護 210 名住民外，5 月 29 日成立當日還提供工作團隊完整健康照護包含抗原快篩、疫苗注射及每週 PCR 追蹤檢驗服務等以確保工作人員工作安全，於 6 月 29 日圓滿完成階段性任務，病人清零，整復飯店，在新北市長侯友宜的見證簽名下點交歸還畫下完美句點。指揮官林恆甫主任表示，感謝市府團隊指導、給予充足物

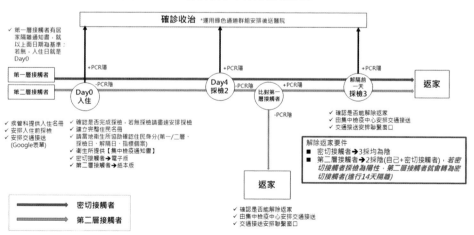

▲ 圖十七　接觸者專案收治流程

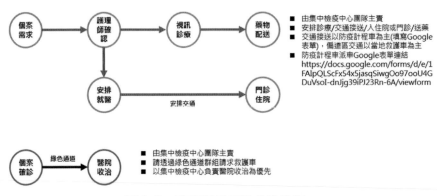

■ 由集中檢疫中心團隊主責
■ 安排診療/交通接送/入住院或門診/送藥
■ 交通接送以防疫計程車為主(填寫Google表單)，偏遠區交通以當地救護車為主
防疫計程車派車Google表單連結
https://docs.google.com/forms/d/e/1
FAIpQLScFx54x5jasqSiwgOo97ooU4G
DuVsoI-dnJjg39iPJ23Rn-6A/viewform

■ 由集中檢疫中心團隊主責
■ 請透過綠色通道群組請求救護車
■ 以集中檢疫中心負責醫院收治為優先

▲ 圖十八　專案就醫確診收治流程

資，愛心飯店業者主動協助提供檢疫場所，及醫院同仁大力支持，三方協力完成防疫階段性任務。林恆甫主任進一步分享，「使用飯店作為臺灣『直艙』醫院，相信此次亞東防疫經驗，將是未來醫療體系的教科書」（圖十九至圖二十一）。

　　9月三重集檢所在 27 天的服務中，入住觀察 126 人，年齡介於 3 歲至 92 歲。第一層接觸者 105 人，男性 55 人；女性 50 人；第二層接觸者 19 人，男性 8 人；女性 11 人；確診者出院居隔 2 人，採檢 216 人次報告皆為

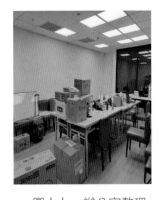

▲ 圖十九　辦公室整理

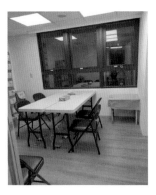

▲ 圖二十　辦公室清空

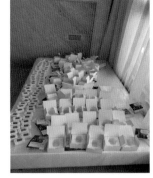

▲ 圖二十一　儀器整理

陰性，100% 住民順利解隔返家，於 10 月 4 日圓滿完成階段性任務，接觸者清零，整復飯店。

◗ 結論

　　三重集檢所提供市民一條龍醫療服務，除了應有的醫療照護外更注意住民心靈建設及離所後健康照護，配合亞東紀念醫院 COVID-19 三級照護政策，寫下亞東紀念醫院在社區防護醫療里程碑，也獲新北市市政府頒發感謝狀。本次亞東承接市府交辦三重集檢所任務，從 5 月到 9 月醫護一心全力做好集檢所照護工作，讓病毒隔絕在社區之外，在設置集檢所時遇到許多因地域結構性困難及限制，在有限空間內找尋相對安全照護路線及照護模式是當初醫護團隊成立時覺得最困難的地方，9 月成立時依照護民眾族群不同要去劃分各類收治及解隔標準是第二段所遇到的困難，所幸在衛生局長官協助溝通下能制定完整照護流程，讓醫護有所依循，二次集檢所建立的流程可以作為未來護理師在外照護病人新準則，也可創建護理新的護理工作範疇。

◗ 參考資料

傳染病防治法，全國法規資料庫
衛生福利部疾病管制署（2020 年 1 月 19 日）．*嚴重特殊傳染性肺炎集中檢疫場所工作指引*

COVID-19 病人單株抗體療效與照顧

楊家瑞

亞東紀念醫院內科部感染科主任

● 摘要

自從 2021 年 5 月中旬北臺灣爆發嚴重傳染性肺炎（COVID-19）以來，快速增加的嚴重或是重症病人衝擊了醫療照護體系以及重症加護的能量。中和性單株抗體的導入使用，有效降低了 COVID-19 相關的重症發生率或是死亡率。

● 前言

2021 年開始的新一波疫情爆發帶給大家許多震撼。5 月中到 5 月底本土案例快速地增加，隨後看到重症的人數也節節高升，亞東紀念醫院持續不斷地提升自己的收治量能以照顧更多的確診個案，然而令人傷心的是由於初期感染的高齡人口較多，死亡人數大幅增加。種種打擊讓過去一年的防疫成果蒙上了陰影，大家對國內的防疫工作都憂心不已，一方面盼望疫苗來到，另一面也擔心醫療是否能負荷這一波新冠肺炎的照護，是否有什麼樣的方式可以去改變困境，讓重症病人能夠獲得比較好的照護，改善新冠肺炎在臺灣的死亡率。於是，在面臨這樣的壓力下，臺灣迅速地導入了已獲得緊急授權的兩種二價單株抗體使用在疾病感染初期尚未惡化的個案，以改善具有相關危險因子的患者重症和死亡率較高的問題。

指揮中心分析發現重症與死亡個案多發生於具風險因子的年長者，主要的重症危險因子有高齡、肥胖、慢性腎病、心血管疾病含高血壓、慢性肺病、免疫低下疾病／免疫抑制治療等影響免疫功能之疾病，以及懷孕等，具

有危險因子的病人病程演化迅速，甚至導致死亡。

在病毒表面上分布著一種名為棘蛋白的結構，這個結構在病毒感染人體的過程中扮演關鍵的角色。病毒進入人體後，棘蛋白上的受體結合區域會和存在於人體細胞表面的 ACE2 受體結合，而後幫助病毒進入細胞內而造成感染。研究發現，免疫系統產生的抗體可以和棘蛋白結合而阻斷病毒進入細胞，並進而中和病毒。然而 SARS-CoV-2 是新興的冠狀病毒，人類對該病毒普遍欠缺自然的抗體免疫力。一般來說，在自然感染 SARS-CoV-2 或是接種 SARS-CoV-2 疫苗一段時間後，人體才能夠藉由對病毒產生免疫反應，進而產生能和棘蛋白結合的中和病毒抗體。在身體還沒有產生有效對抗病毒的抗體前，注射有效的抗病毒抗體，被認為是對付病毒感染的治療方法之一。

6 月初，國內新冠肺炎疫情持續嚴峻，重症醫療量能也持續緊繃，此時單株抗體之療效及安全性已有部分證據支持，美國 FDA 及國際間已陸續發布緊急使用授權（EUA）核准於臨床使用，以治療輕度至中度 SARS-CoV-2 感染且有重症危險因子之高風險患者，降低個案轉為重症需住院之風險。中央流行疫情指揮中心經諮詢專家，將該藥物之使用建議納入我國新型冠狀病毒（SARS-CoV-2）感染臨床處置暫行指引，並著手採購儲備該藥物，規劃分配於集中檢疫場所之主責醫院，經醫師評估治療效益與風險，並充分告知後，給予符合條件個案注射治療。起初專案進口單株抗體為 Casirivimab + imdevimab 與 Bamlanivimab + etesevimab 兩種組合。在過去半年陸續發表的研究中顯示，單株抗體的使用能降低住院或重症死亡達到 70%，有效降低死亡風險。專家諮詢會議建議所適用對象為具以下任一風險因子，未使用氧氣且於發病 7 天內之成人病人：

1. 年齡 ≧ 65 歲。

2. 年齡 ≧ 55 歲 且有下列任一情形：糖尿病、慢性腎病、心血管疾病（含高血壓）、慢性肺疾、BMI ≧ 30，或其他影響免疫功能之疾病。

3. 懷孕。

到了 7 月單株抗體的使用限制大幅開放如下：

1. 具以下任一風險因子，未使用氧氣且於發病 10 天內之 ≧ 12 歲且體重 ≧ 40 公斤病人；

2. 風險因子包括：年齡 ≧ 65 歲、糖尿病、慢性腎病、心血管疾病（含高血壓）、慢性肺疾、BMI ≧ 25（或 12 至 17 歲兒童 BMI 超過同齡第 85 百分位）、懷孕、其他影響免疫功能之疾病或已知重症風險因子等。

本院自 2021 年 6 月 19 日開始使用至 07 月 26 日為止共有 23 人接受單株抗體，沒有任何一位個案進展到重症或是死亡。

❱ 結論

就治療而言，臨床試驗結果顯示，輕中度的患者，在疾病早期時給予單株抗體療法能有效降低病毒量，並且減少需要住院或是發展為重症以及死亡的比例。單株抗體的引進應用在早期診斷，早期治療的個案，為當前的新冠肺炎治療完成了更完善的拼圖。

❱ 參考資料

Grasselli G., Greco M., Zanella A. et al.(2020). Risk factors associated with mortality among patients with COVID-19 in Intensive Care Units in Lombardy, Italy. *JAMA Intern Med, 180*(10), 1345-1355

Kumar S., Chandele A., Sharma A.(2021). Current status of therapeutic monoclonal Abs against SARS-CoV-2. *PLOS pathog, 17*(9), e1009885

Regeneron Pharmaceuticals Inc.(2020). Fact sheet for health care providers: Emergency use authorization (EUA) of casirivimab and imdevimab. *Regeneron.* https:// www.regeneron.com/sites/default/files/treatment-covid19-eua-fact-sheet-for-hcp.pdf.

Weinreich, D. M., Sivapalasingam S., Norton T., et al. (2021). REGN-COV2, a neutralizing antibody cocktail, in outpatients with Covid-19. *N Engl J Med, 384*(3), 238-251.

RECOVERY Collaborative Group (2021). Casirivimab and imdevimab in patients admitted to hospital with COVID-19 (RECOVERY): A randomised, controlled, open-label, platform trial. medRxiv doi: 10.1101/2021.06. 15.21258542

REGN-COV2 phase 3: https://www.roche.com/media/releases/med-cor-2021-03-23.htm

ACTIV-3/TICO Study Group (2021). A neutralizing monoclonal antibody for hospitalized patients with Covid-19. *N Engl J Med, 384,* 905-14

Chen P., Nirula A., Heller B., et al. (2021). SARS-CoV-2 neutralizing antibody LY-CoV555 in outpatients with Covid-19. *N Engl J Med, 384,* 229-237

Dougan M., Nirula A., Azizad M., et al. (2021). Bamlanivimab plus etesevimab in mild or moderate Covid-19. *N Engl J Med,* [Epud Ahead]

US Food and Drug Administration. (2020). Fact sheet for health care providers emergency use authorization (EUA) of bamlanivimab. FDA https://www.fda.gov/ media/143603/download.

面對 COVID-19 大流行
呼吸治療師的應變及角色功能

袁再明

亞東紀念醫院胸腔內科呼吸治療師

▶ 摘要

2021 年 5 月臺灣社區疫情大爆發，從中央到地方、醫院到社區及住家，各項醫療照護之防護裝備，國人都有相關準備，但衝擊仍是如同洪水來襲一樣的讓人震撼，身處於第一線的醫療照護同仁需全力做好所有醫療照護的相關準備工作。呼吸治療師面對此次 COVID-19 的因應作為如下：一、照護 COVID-19 重症專責區域之呼吸治療師人力的鋪排；二、呼吸治療師在 COVID-19 呼吸照護相關上的教育訓練；三、呼吸治療相關儀器設備及用物之整備；四、儀器設備相關感染管制之措施；五、COVID-19 重症病人之轉送安全及照護成果。期望藉由呼吸治療師全力照護及各項作為，目標以提高確診病人照護的品質視為第一要務。

▶ 前言

新冠肺炎疫情，從 2019 年年底開始被通報到世界衛生組織（簡稱 WHO），目前資料顯示最早發現的病例在中國大陸武漢市，接著擴散到亞洲、歐洲及美洲等地，最後形成全世界大流行。疫情初起，臺灣開始做相關因應措施，本院從 2020 年農曆新年即啟動 COVID-19 應變會議，陸續收治少量的確診病人，一直到 2021 年 5 月開始爆發社區大流行，中央疫情指揮中心公告全國防疫三級警戒，本單位立即將呼吸治療師（簡稱 RT）人員分流分艙執行照護業務，執行原則包含：業務降載、同仁分流、滾動分區，強調上班不聚集、下班不聚餐等各項防疫生活公約，盡力為防疫做準備。

基於防疫第一線的醫療照護人員，胸腔內科 RT，亦參與整個專責區的照護工作，與護理師、醫師，及其他醫事人員共同組成照護團隊，各司其職的執行醫療照護工作。以下分別敘述 RT 在 COVID-19 照護的應變措施：

一、照護 COVID-19 重症專責區域之呼吸治療師人力的鋪排

　　因應全國防疫三級警戒，RT 人員執行分流分艙，措施包含：業務降載、同仁分流、滾動調派分區、上班不聚集、下班不聚餐。

　　在此階段，RT 獨立分區、電話及視訊交班（新設電子交班單），調整如下：

　　1. 重症專區組（專責 ICU）：重症專區內交班及用餐。

　　2. 高風險組（急診、專責病房、檢疫病房）：RT 教學教師辦公室內交班及用餐。

　　3. 低風險組（非專責 ICU、呼吸照護中心、小兒 ICU、其他病房區）：胸內辦公室內交班及用餐。

　　4. 門診組（肺復原、高壓氧中心）：病人降載減量超過 90%，部分人員回歸支援非專責區—門診區內用餐。

　　由於專責區的 RT 照護人力需求增加，在無法立即尋求外部 RT 人力支援的情況下，本單位先從內部人力的重新調整（repurposing），包括將肺復原及高壓氧的 RT 人力抽調協助照護住院病人，將肺復原門診降載，平均每月 800 人日次的肺復原治療服務量，大幅縮減到平均每月 50 人日次，藉由相關鋪排措施，應對照護 COVID-19 重症專責區域之 RT 人力的鋪排。

二、呼吸治療師在 COVID-19 呼吸照護相關上的教育訓練

　　面對此次新興傳染病 COVID-19 新冠肺炎疾病，醫療照護上防護裝備的準備與訓練就顯得格外重要。因此呼吸治療師在這方面的應變措施有以下作為：

　　1. 實名制配發 N95 口罩，在疫情發展初期，院方即給予合理管控，先提供每人每日至少 1 個外科口罩，同時在急診及加護病房也提供每班配發 1

個 N95，為避免 N95 消耗，同仁需登記領取並由專人管控。其他需要的防護裝備，包含護目鏡、防護面罩、隔離衣、手套、髮帽、鞋套，也提供臨床同仁使用。由於各項醫療照護上防護裝備都充足，所以第一線醫療照護同仁不用分心去煩惱防護裝備的問題，可以全力做好所有醫療照護的治療工作，提高確診病人照護的品質，此外全體 RT 同仁皆有進行防護裝備實際穿脫演練並完成相關線上教學課程。

2. 製作 COVID-19 病人拔管流程衛教影片，包含 COVID-19 病人的拔管準備用物、拔管流程圖，提供同仁醫療照護的一致性與協作的共識。

3. 制訂 COVID-19 病人的備機及卸機流程，包含 COVID-19 病人的標準備機流程、COVID-19 病人的變通的備機流程及 COVID-19 病人的標準卸機流程，提供同仁依循醫療照護的標準作業流程。

三、呼吸治療相關儀器設備及用物之整備

1. 2020 年 RT 的防疫規劃採購各類呼吸器需求，並陸續順利購入之呼吸器，包含高階智慧型侵入型呼吸器（V500）、侵入型呼吸器（VELA）、新生兒高頻呼吸器（VN500）、非侵入型呼吸器（FLEXO）等。

2. 2021 年因疫情升溫，RT 再次針對不足而緊急採購各項呼吸照護相關需求，包含以下的設備：

(1) 侵入型呼吸器（VELA）：專責 ICU 需求擴大，由於 COVID-19 重症病人使用過的機器，都要完全消毒過後（三次清消＋紫外燈消毒：平均耗時 2 小時）才可以給下一個病人使用，此類呼吸器可使用於治療 COVID-19 病人。

(2) 高頻震動拍痰器（VEST）：專責 ICU 需求，由於 COVID-19 重症插管病人的痰大多超級黏，病人咳不出來，因此醫護人員需頻繁進去病室內拍痰，會大幅增加曝露時間與染疫風險，建議使用高頻震動拍痰器協助清痰，此類高頻震盪拍痰器可使用於治療痰多的病人。

(3) 高階潮溼加熱器（MR850 主機及感溫線）：專責 ICU 需求，由於 COVID-19 重症插管病人的痰黏，不易自咳，醫護人員用 InLINE suction 也抽不出黏痰，需增加潮溼痰液的效能，避免黏痰塞住導致病人低血氧。此類

高階潮溼加熱器可使用於治療 COVID-19 插管病人，潮溼痰液的功能較優，可減少進出病室頻繁斷開管路排水的風險。

(4) 經鼻高流量氧氣治療儀（HFNC）：專責 ICU、專責病房及檢疫病房需求，經鼻高流量氧氣治療儀已有實證能夠照護 COVID-19 輕到中度症狀病人或是重症病人拔管前後之維持呼吸道纖毛功能及減少低血氧情形發生，並避免插管。

(5) 一氧化氮添加裝置（NO-A）：專責 ICU、非專責 ICU 重症病人需求，由於 COVID-19 中到重度症狀病人常見發生肺炎合併有低血氧情形發生，此一氧化氮吸入氣體能增加肺內血管的擴張，改善因通氣灌流不良（V/Q mismatch）而導致的低血氧情形。

(6) 其他防疫耗材：如 -HEPA filter、NRM+filter、呼吸器雙端加熱管路、氣切人工鼻、MDI 噴藥輔助器等。

3. 全院成人 ICU 侵入型呼吸器運作，呼吸治療小組全力配合各 ICU 運作，落實執行呼吸器及設備的清潔消毒與盤點調度。

(1) 執行疑似或確診 COVID-19 病人之呼吸器、吸入性一氧化氮（iNO）及 VEST 使用及清潔消毒準則。

(2) 盤點全院呼吸器數量，提供專責加護病房之呼吸器數量，並依疫情機動支援。

(3) 盤點並補充呼吸治療防疫相關耗材。

(4) 依疫情高峰主動支援，必要時跟廠商借用呼吸器因應需求。

(5) 啟動緊急採購流程，先盤點院內現有呼吸照護設備及防疫物資後，提出需求並取得院方同意後，再行購買。

四、儀器設備相關感染管制之措施

1. 制訂並執行呼吸器清潔消毒準則，例如：COVID-19 病人的卸機流程及確診或疑似新冠肺炎病人使用過的呼吸器消毒流程：

(1) 病室內先紫消 60 分鐘。

(2) 拆卸拋棄式管路。

(3) 擦拭機體，使用高效能表面消毒劑擦拭 3 次。

(4) 套上拋棄式透明防塵套推到定點，靜置 24 小時。

(5) 若有機體染汙的疑慮，會再將呼吸器送至醫儀室臭氧消毒 3 小時。

(6) 消毒完成後才能再次使用。

2. 其他呼吸設備消毒準則：

(1)COVID-19 病人的使用 iNO 清潔消毒準則。

(2)COVID-19 病人的使用 VEST 清潔消毒準則。

(3)COVID-19 病人的使用 EIT 清潔消毒準則。

(4)COVID-19 病人使用只有單一氧氣氣源呼吸器的臭氧消毒準則：針對院內只接 O2 管路呼吸器，有如 VELA、oxylog3000、T-bird、Savina300 等機型，過往開放式肺結核病人使用過後，均會卸機送到醫療儀器室進行臭氧消毒的流程：由單位先紫消和高效能表面消毒劑擦拭外觀後，請傳送推到醫療儀器室消毒間，塑膠袋套上呼吸器，拉臭氧管路進塑膠袋內開啟臭氧消毒，最後臭氧 3 個小時、靜置 1 至 2 小時，完成消毒程序。

五、COVID-19 重症病人之轉送安全及照護成果

1. COVID-19 病人之轉送安全是以轉送用侵入型呼吸器（如 ZOLL 機型）執行，並遵循 COVID-19 病人使用後的處理流程：

(1) 氣源：轉送用侵入型呼吸器只需接氧氣（O_2）氣源，雖有 suck air 的風險，建議分區使用，例如使用於專責加護病房的轉送型呼吸器，有固定專用機。

(2) 管路消毒方式：使用拋棄式管路，建議單一病人使用。

(3) 機體消毒方式：紫外燈消毒 60 分鐘、高效能消毒劑擦拭 3 次，再至醫療儀器室用臭氧消毒 3 小時。

2. 轉送替代方案一，改裝呼吸器成轉送用（如 VELA 機型），並遵循 COVID-19 病人使用後的處理流程：

(1) 氣源及管路消毒方式：轉送用侵入型呼吸器（VELA 機型）只需接氧氣（O_2）氣源，因此有 suck air 染汙機體的風險。目前本院皆使用拋棄式管路，若是使用過的重消式吐氣閥組，初步清消後以包消送供應中心高溫壓消毒。

⑵ 機體消毒方式：紫外燈消毒 60 分鐘、高效能消毒劑擦拭 3 次、醫療儀器室用臭氧消毒 3 小時。除非全程使用 FiO₂100%，才可省掉靜置及臭氧消毒之步驟。

3. 轉送替代方案二（如 Ambu + HEPA Filter），依循胸腔暨重症加護醫學會指引建議：轉送 COVID-19 病人之替代方式，也可以採用 Ambu + HEPA Filter 轉送 COVID-19 病人。

4. 最後分享關於本院這一波照護 COVID-19 重症病人之照護成果：

⑴ 圖表一，2021 年 4-6 月新冠肺炎重症病人使用呼吸器統計表：呈現的照護成果是 COVID-19 重症使用呼吸器病人，達到 79% 的呼吸器脫離率。

⑵ 圖表二，2021 年 4-6 月新冠肺炎重症插管病人侵入型呼吸器統計表：呈現的照護成果是 COVID-19 重症插管使用侵入型呼吸器病人，也有達到 73% 的呼吸器脫離率。

⑶ 圖表三，2021 年 4-6 月新冠肺炎重症病人使用 HFNC 統計表：呈現的照護成果是 COVID-19 重症只使用 HFNC 的病人，更有高達到 93% 的 HFNC 脫離率。

圖表一　2021 年 4-6 月新冠肺炎重症病人使用呼吸器統計

人數／月份	4 月	5 月	6 月	Q2
COVID-19 重症病人數	1	39	49	89
COVID-19 重症病人成功脫離呼吸器人數	1	31	38	70
COVID-19 重症呼吸器病人死亡人數	0	6	9	15
COVID-19 重症呼吸器病人 AAD ／轉院人數	0	2	2	4

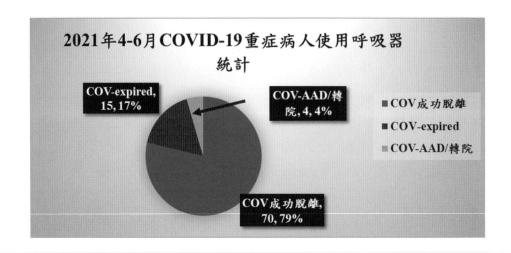

圖表二　2021 年 4-6 月新冠肺炎重症插管病人侵入型呼吸器統計表

人數／月份	4 月	5 月	6 月	Q2
COVID-19 重症插管病人數	1	37	24	62
COVID-19 重症插管病人成功拔管人數	1	29	15	45
COVID-19 重症插管病人死亡人數	0	6	7	13
COVID-19 重症插管病人 AAD ／轉院人數	0	2	2	4

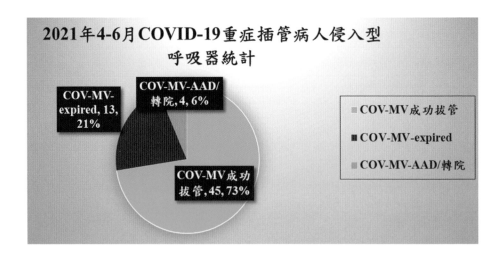

圖表三　2021 年 4-6 月新冠肺炎重症病人使用 HFNC 統計表

人數／月份	4 月	5 月	6 月	Q2
COVID-19 重症病人 HFNC 人數	0	2	25	27
COVID-19 重症病人成功脫離 HFNC 人數	0	2	23	25
COVID-19 重症 HFNC 病人死亡人數	0	0	2	2
COVID-19 重症 HFNC 病人 AAD ／轉院人數	0	0	0	0

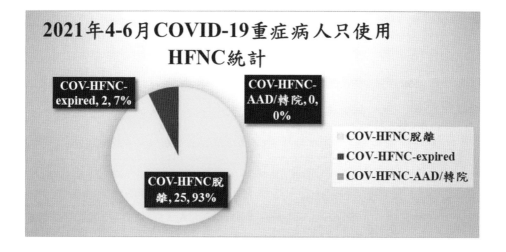

🌙 結論

　　此波疫情給予我們同仁最大的啟示，就是 COVID-19 全球大流行之下，沒有人可以置身事外。不論是在各項防疫措施、生活型態的改變、經濟活動的影響等諸多因素，都受到或多或少的衝擊。這也促使我們必須啟動緊急採購各項呼吸照護相關需求，也讓所有重症病人得到最適切的呼吸治療照護，各盡其職、團結抗疫。總結這次團隊合作照護經驗，不論是人力、財力、物力，在院方善用團隊資源管理（team resource management, TRM）的管理之下，本院才能提供 COVID-19 輕症到重症病人各自所需的呼吸照護策略及設備，提供優於多數友院的呼吸器脫離率，這也是重症照護團隊最大的成就。

COVID-19 病人解隔後相關注意事項

彭渝森

亞東紀念醫院醫療副院長

☽ 摘要

COVID-19 確診病人解除隔離的條件，回歸社區後，相關工作與醫療的注意事項。醫護人員需持續追蹤康復病人後續的身體與心理健康，提供持續的醫療照顧。

☽ 前言

COVID-19 的流行感染已在臺灣發生，也有可能隨時再有新的疫情爆發，所有的醫療人員都有可能接觸或照顧確診病人。隨著治療經驗與藥物進步，確診 COVID-19 的病人有很高的康復機會。所以在醫療層面上，醫護人員需知悉解除隔離的條件，也需知道康復後病人本身仍有許多後續效應，關心病人心理與生理的健康變化，並提供後續的醫療照護。在依據實證醫學與中央流行疫情指揮中心政策，醫療機構與人員也要採取適當的防疫應對以確保社區安全。

一、解除隔離就是康復了嗎？

依據衛生福利部疾病管制署所訂定之「嚴重特殊傳染性肺炎確診個案處置及解除隔離治療條件」（衛生福利部疾病管制署，2021），確診病人並非 PCR 陰性後才能解除隔離，而是已經不具有傳染性即可解除隔離。此時 PCR 仍可能檢出 Ct 值 30 以上的弱陽性結果。因此，解除隔離意謂確診病人體內病毒量很低或只有殘存的病毒片段，不具傳染力。這可能不符合一般民

眾觀念的「康復」，因此解除隔離後仍需要 7 日的居家隔離或自主健康管理，解隔離後仍應持續注意身體狀況，有異狀速就醫。

二、病人解除隔離後，返回工作，但工作單位要求拿出「陰性證明」？

確診者解除隔離後，PCR 後續仍可能會有弱陽性的狀況出現，甚至可長達 3 ～ 4 個月以上，所以這段期間不容易拿到陰性證明。由於病毒量低，確診者康復後再接受快篩檢查，應是陰性結果。依衛福部公告，確診者能提供「解隔通知書」，就不用出示檢驗陰性證明。

三、COVID-19 病人解隔後接受抗原快篩？

因確診病人解隔後病毒量都很低，抗原快篩會呈現陰性反應。因病人體內會有抗體，短期內再染疫機會低，因此在疾病管制署公告之防疫作為，例如 2021 年 8 月 24 日起醫院探病規範，若無呼吸道症狀或發燒，前 3 個月內曾確診且已解隔離者均不需接受快篩檢查。

四、病人解隔後就不會再染疫嗎？

研究顯示，無論染疫時症狀輕重程度，COVID-19 病人體內中和抗體效價會隨時間降低（Crawford KHD et al., 2021）。國外已有許多案例報告發現康復後再染疫的病例。因此建議病人染疫後康復，仍需注意身體、遵守防疫規定、施打疫苗。研究也顯示，康復後病人接受一劑疫苗所產生的抗體效價甚至高過於不曾染疫者接受兩劑疫苗後的抗體效價（Anichini et al., 2021）。至於我國的確診病人解隔後接受疫苗注射的時機，依指揮中心建議是在 6 個月後。

五、新冠肺炎之後遺症

英國國家統計局在對 2 萬多名新冠病毒檢測呈陽性的人進行隨訪後發現，即使到 12 週，13.7% 的新冠病毒檢測陽性者仍有新冠病毒感染所導致的症狀。原因之一是新冠病毒感染很可能引起持久的免疫紊亂，造成後遺

症；其二是新冠病毒導致的廣泛的臟器損傷。急性期的器官損傷會造成持續的慢性病理改變，故有後遺症持續存在。新冠肺炎病癒後症狀很多，如呼吸困難、疲倦、思緒無法集中、咳嗽、胸痛或上腹痛、頭痛、心悸、肌肉關節疼痛、針刺感、腹瀉、睡眠障礙、發燒、頭暈、皮膚疹、情緒低落、嗅味覺改變、月經週期改變，甚至心衰竭等。因此有必要對這些病人持續追蹤關心，勿將病人主訴全然當作心理因素導致的身心症。

◗ 參考資料

衛生福利部疾病管制署（2021 年 7 月 22 日）· *嚴重特殊傳染性肺炎確診個案處置及解除隔離治療條件*·

Anichini G., Terrosi C., Gandolfo C., et al.(2021). SARS-CoV-2 antibody response in persons with past natural infection. *N Engl J Med,* 385, 90-92

Crawford K. H. D. Dingens A. S. Eguia R., et al.(2021). Dynamics of neutralizing antibody titers in the months after severe acute respiratory syndrome coronavirus 2 infection. *J Infect Dis,* 223, 197-205

確診 COVID-19 病人的情緒關懷與照護壓力之調適

潘怡如

亞東紀念醫院精神科主任

摘要

COVID-19 確診者除了必須面對多種不適的生理症狀外，更可能因疾病而改變作息、居住環境，甚至人際關係。面對多重挑戰，患者極有可能因此導致憂鬱、焦慮或適應障礙，甚至有 PTSD（創傷後壓力症候群）。

疫情期間，除確診患者之身心議題值得關注外，服務於第一線的臨床醫療人員也亟需其所屬醫療機構的支持。除日常醫療業務外，因疫情衝擊而造成之工作流程改變、工作量加劇、工作危險度上升、擔憂家人因自己而有染疫風險等等因素，均加重了醫療從業人員的身心負擔。提醒醫療體系從業同仁：「先照顧自己，再照顧他人」，正視疫情期間自身的身心變化、善用壓力管理技巧、維持社交距離之餘保持與親友的互動和連繫，好好照顧自己的營養和健康，是疫情時期照顧自己的不二法門。

前言

我國自 2020 年成立中央流行疫情指揮中心以來，國內公衛體系與各級醫院即與 COVID-19 疫情奮戰至今。除了針對 COVID-19 確診者的身心照護外，醫療體系從業同仁的壓力調適等議題，也是相當值得關注的防疫環節。

一、COVID-19 確診病人的精神心理影響

COVID-19 確診者因染疫而接受醫療照護時，往往因病情變化、住院、和介入性治療等因素，造成巨大的身心影響。例如，一份於 2020 年針對西

班牙某一醫院的 2,150 名住院確診者的研究報告（Diez-Quevedo et al., 2021）指出，有 26% 患者被診斷為情緒疾患、焦慮疾患、壓力疾患或適應障礙，12% 無精神病史的 COVID-19 患者也被新診斷為上述疾患。其中更有 1,101 名患者（47%）在入院期間接受了精神藥物處方治療。

另一個來自美國的健康資料庫研究（Taquet et al., 2021），分析了 COVID-19 的 236,379 名患者確診後的 6 個月內，神經或精神疾病診斷的估計發生率為 33.62%，其中高達 12.84% 是初次被診斷出來的，6 個月內顱內出血的發生率為 0.56%，缺血性中風發生率為 2.10%，失智症 0.67%，焦慮症則為 17.39%，顯見 COVID-19 對於病人所造成的後續身心影響甚鉅。

在華人的研究方面，一份在中國武漢地區針對 COVID-19 確診的 1,733 名患者的調查研究（Huang et al., 2021）顯示，COVID-19 確診者出院後的 6 個月內，最常見症狀有疲勞或肌肉無力（63%）、睡眠困難（26%）、焦慮或憂鬱（23%），顯示華人 COVID-19 確診者的後續身心症狀，仍需長期關注與適當的介入。

除了上述身心影響之外，有 COVID-19 確診患者也可能罹患創傷後壓力症候群（posttraumatic stress disorder, PTSD; Horn et al, 2020），其中，對於 COVID-19 確診患者的「汙名化」是一個造成 PTSD 的重要因素（Poyraz et al, 2021）。COVID-19 確診者痊癒回到社會後，可能面臨周遭的歧視，指標個案亦可能被指責為傳染給親友而遭受巨大壓力，康復之路非常漫長。

二、亞東紀念醫院針對住院治療的 COVID-19 確診者進行關懷與身心狀態評估

亞東紀念醫院於 2021 年 5 月中旬疫情爆發後，即針對 6 月期間院內住院治療的 COVID-19 確診者進行關懷與身心狀態評估。統計結果顯示，亞東紀念醫院較輕症的住院確診者男女比約 1：1，平均年齡：54.1 歲（女 56.2，男 52.0），醫院憂鬱焦慮量表（hospital anxiety and depression scale, HADS）的評估結果（如表一）顯示 COVID-19 確診者焦慮 ≧ 11 分者（建議尋求專業協助）占總人數的 4.4%，憂鬱 ≧ 11 分者 （建議尋求專業協助）佔總人數的 1.9%。透過電話訪視關懷，亞東紀念醫院提供住院的 COVID-19

確診者及時的轉介資源與醫療協助，讓病人在住院期間可獲得較周全的身心照護。

表一　亞東紀念醫院 COVID-19 確診住院個案身心狀態評估結果

	所有個案（159 人）	男（80 人）	女（79 人）
焦慮			
最高分	15	15	13
最低分	0	0	0
全距	15	15	13
平均值	3.7	3.2	4.2
中位數	3	2	4
≧ 11 分人數	7	3	4
≧ 11 分 %	4.4%	3.8%	5.1%
憂鬱			
最高分	15	15	11
最低分	0	0	0
全距	15	15	11
平均值	2.3	2.6	2.0
中位數	1	1	1
≧ 11 分人數	3	2	1
≧ 11 分 %	1.9%	2.5%	1.3%

三、亞東紀念醫院確診者關懷案例分享

在亞東紀念醫院身心關懷小組電訪 COVID-19 確診患者期間，除協助患者面對身心狀態的改變，提供適當的轉介服務外，也傾聽了病人的煩惱，陪伴與支持病人度過隔離住院的不適。

亞東紀念醫院確診者關懷案例分享 1

「我真的被嚇到了！為什麼我會生病？！」一位身心關懷小組同仁在關懷一位住院確診的阿姨時，阿姨說著說著突然猛烈的哭出來。面對隔壁床病友的過世，住院期間一直不敢去碰觸的焦慮與恐懼在一瞬間爆發，她用顫抖的聲音訴說這幾天是如何與隔壁床病友相互鼓勵才支撐到現在，如今失去了並肩作戰的戰友，更需要有人聽她述說心裡巨大的痛苦和不安。

亞東紀念醫院確診者關懷案例分享 2

「為了孩子我們一定要堅強面對。」一位精神科同仁表示，關懷確診個案的過程中，也讓她感受到人性的溫暖。有一名懷孕的太太因確診而住院，家中尚有一名年幼的孩子，太太對於病情變化感到非常害怕及焦慮，亞東紀念醫院特別安排讓同樣確診的先生同住一個病房，先生總是耐心地鼓勵著太太：「為了孩子我們一定要堅強面對。」

亞東紀念醫院確診者關懷案例分享 3

一位中年父親，因染疫而住進集中檢疫所（集檢所）之後便頻繁打電話至護理站，反覆詢問許多重複的事情。集檢所的醫療團隊察覺到患者可能是有情緒方面的需求，便立刻將病人轉介給精神科團隊。經精神科醫師詳細評估後，發現這位父親詢問這麼多問題的背後，其實隱藏著一個最大的擔憂：他擔心自己唯一的兒子也會確診，害怕兒子萬一也被確診隔離的話，會沒有能力在集檢所中獨立照顧自己。

四、疫情期間醫護人員需求

疫情期間，醫療體系內的工作人員必須同時面對疫情變化及照顧病人的壓力，不僅可能產生不安、憂鬱及焦慮等情緒，更可能會影響其身心健康及照顧病人的品質。文獻指出，醫療體系內的從業人員容易有創傷後壓力症候群的預測因素包括：年齡較輕、工作經驗低、在不安全的環境中工作、缺乏培訓和欠缺社會支持等因素（d'Ettorre et al, 2021）。一項研究更進一步精確指出醫護人員於防疫期間的需求，分為五大面向（Shanafelt et al., 2020）：

1. 不確定主管是否了解第一線人員面臨的壓力，期待能「**聽我說（hear me）**」。

2. 擔心能否有足夠的防護設備、是否會傳染給家人、能否快速接受檢驗，期待能「**保護我（protect me）**」。

3. 擔心被發配到不熟悉的單位支援時，自己的專業知能是否足以勝任，所以希望能「**做好準備（prepare me）**」。

4. 擔心在自己增加工作量或因疫情停課期間，個人或家庭生活所需以及身心需求是否能被滿足，期待能「**支持我（support me）**」。

5. 擔心自己假使真的染疫，醫院或社會是否會照顧自己或家人，希望能「**照顧我（care for me）**」。

上述五大面向之需求，是醫療人員能安心工作、發揮效能的前提，也是醫療體系於疫情期間順利運作的關鍵。上至政府公衛單位，下至各醫療機構，均應重視醫療人員的身心需求，以保障國內醫療系統的量能與存續。

五、亞東紀念醫院員工關懷

為能及時回應醫護人員在疫情期間的需求，提供本院同仁即時且可靠的協助與關懷，本院除配合政府政策，滾動式調整防疫措施外，也進行一系列的員工關懷措施，包括：製作「COVID-19 疫情期間醫療作業懶人包」，提供院內同仁完整的疫情與應變資訊，透過員工 LINE Bot 系統即時宣達，並在此聊天機器人系統上定期邀請員工填覆「抗疫身心狀態問卷」，讓同仁可即時檢測自己的身心健康，同時，本院積極運用院內既有的員工協助方案（提供心理師線上諮詢），讓同仁可透過多元管道，直接尋求精神科臨床心理師的諮詢協助。

六、疫情期間，醫護人員如何保持良好身心健康？

最後，提醒親愛的醫護同仁們，身為醫護人員的我們會感到有壓力是很正常的反應，但這並不代表是工作失敗或為人軟弱。在緊鑼密鼓的防疫期間，務必要照顧自身的基本需求，包括：進食足夠且營養的食物、獲得充足

的睡眠、從事適當的運動，並請善用自己原本熟悉的壓力管理技巧，例如：
聽音樂、追劇等，以確保在輪班休息時身心完全的放鬆。切忌使用無益甚至
是有害的因應方式，像是抽菸、喝酒或不當的使用藥物，長期下來反而戕害
身心健康。即便工作繁重，也請透過電話或視訊方式，儘可能地與你所愛的
親友保持連繫，傳達彼此的關愛。最後，如能檢視壓力對自己的影響並做反
思，將有助於改善自身的心理健康。如果以上都做了，依然感受到壓力持
續，且已造成自己的不適，或感到無法承受，請務必向他人尋求協助。

結論

在 2019 年末至今，COVID-19 疫情仍然未停歇。醫療機構除需審慎處
理患者的生理症狀外，更應持續關注其精神心理層面之議題，如焦慮、憂
鬱、PTSD 等，並協助其於病癒後適應新的生活。此外，首當其衝面對疫情
的第一線醫療人員亦會因工作改變且危險性大增等因素，造成莫大的身心負
擔。除應有來自臨床體系內的資源支持外，同仁們務必關注自身的身心變
化，善用壓力管理技巧，以安度疫情。

～謝謝抗疫英雄們，照顧別人之餘，請好好照顧自己～

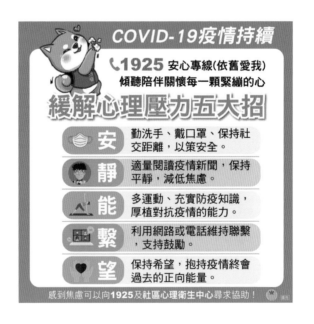

d'Ettorre et al.(2021). Post-traumatic stress symptoms in healthcare workers dealing with the COVID-19 pandemic: A systematic review. *Int J Environ Res Public Health, 18*(2), 601

Diez-Quevedo et al.(2021). Mental disorders, psychopharmacological treatments, and mortality in 2150 COVID-19 Spanish inpatients. *Acta Psychiatr Scand, 143*(6):526-534

Horn et al.(2020). Is COVID-19 associated with posttraumatic stress disorder? *J Clin Psychiatry, 82*(1), 20m13641.

Huang et al.(2021). 6-month consequences of COVID-19 in patients discharged from hospital: A cohort study. *Lancet, 397*(10270), 220-232

Poyraz et al.(2021). Psychiatric morbidity and protracted symptoms after COVID-19. *Psychiatry Res, 295*, 113604

Shanafelt et al.(2020). Understanding and addressing sources of anxiety among health care professionals during the COVID-19 pandemic. *JAMA, 323*(21), 2133-2134

Taquet et al.(2021). 6-month neurological and psychiatric outcomes in 236 379 survivors of COVID-19: A retrospective cohort study using electronic health records. *Lancet Psychiatry, 8*(5), 416-427

新冠肺炎患者與解隔離者之復健介入經驗

楊琇淳

亞東紀念醫院復健科物理治療師

◗ 摘要

臺灣於 2021 年 5 月中旬迎來全臺新冠肺炎大規模感染，確診人數及隔離人數不斷飆升，各種併發症及後遺症持續影響確診者的日常生活，因此早期復健介入以提升身體各方面功能是相當重要的，以亞東紀念醫院復健科經驗為例，因應疫情變化，復健介入方式分為 4 個階段：影音平台提供衛教資訊、專責病房輕症者視訊治療、解隔離者住院期間復健、解隔離者之出院後復健，以確保在各個時期能提供適切的復健治療，協助提升心肺功能及生活自理能力。

◗ 前言

新冠肺炎為一種新興傳染病，於 2019 年出現，自 2020 年起造成全球 194 個國家和地區大規模的感染，其病原體為新型冠狀病毒 SARS-CoV-2（severe acute respiratory syndrome coronavirus 2），世界衛生組織將此新型冠狀病毒所造成的疾病稱為 COVID-19（coronavirus disease-2019），臺灣於 2020 年 1 月 15 日起公告 COVID-19 為第五類法定傳染病，截至 2021 年 9 月底為止，臺灣已有 16,223 人確診，死亡率約為 5.19%（衛生福利部疾病管制署，2020）。

新冠肺炎常見的臨床症狀為發燒、咳嗽、疲勞、肌肉痠痛等，根據目前的資料顯示，新冠肺炎患者中約有 14% 出現嚴重症狀需住院與氧氣治療，5% 需加護病房治療（衛生福利部疾病管制署，2020），其中需加護病房治

療者可能因肺部的損傷或是結構性的變化而需長時間使用呼吸器或鎮靜藥物，有較高的風險發展成加護病房之重症後虛弱症（ICU acquired weakness, ICU-AW），使得患者的死亡率增加，因此早期復健介入以提升身體各方面功能是相當重要的（Felten-Barentsz et al., 2020; Peter 等人，2020）。

復健介入四部曲

於疫情爆發初期，亞東紀念醫院院內收治了全國 11% 新冠肺炎重症患者，考量個人防護裝備資源分配及降低接觸者避免感染的原則，且此時期同仁之疫苗保護力尚未完全，新冠肺炎患者的復健計畫採分階段進行：

（一）影音平台提供衛教資訊

疫情爆發初期採減少接觸原則，於 2021 年 6 月上旬透過影音平台上傳「新冠肺炎居家防疫系列」影片，合計共拍攝、製作 8 部影片，截至 9 月底已累計上千觀看次數，內容集結物理治療、職能治療及語言治療相關衛教資訊，提供居家隔離、居家檢疫或自主健康管理者維持身體健康。

（二）專責病房輕症者視訊治療

接受專責病房輕症者之復健照會，預計透過 Google Meet 視訊會議或通訊軟體 LINE 提供視訊評估及活動建議，但由於患者多為年長者，不熟悉各項操作，因此此階段的計畫未能順利執行，後改為給予前述衛教影片，或待解隔離後開始復健。

（三）解隔離者住院期間復健

許多患者在解隔離後仍然因為疾病的影響而無法在短時間內出院，為提升患者生活自理功能，自 2021 年 6 月 9 日起接受解隔離者的復健照會，復健內容包含四肢肌耐力訓練、功能性活動訓練、心肺耐力訓練等，截至 2021 年 9 月底止共 21 人接受復健治療，曾為重症者之比例為 76.2%，1 人因多重器官衰竭死亡，其餘皆已出院，平均復健天數為 13.6 天，平均住院天數為 49.6 天。

（四）解隔離者出院後復健

1. 門診復健

研究顯示新冠肺炎患者在出院後可能會產生相關併發症（post COVID-19 syndrome），症狀包含：疲倦、呼吸困難、肌肉無力、關節疼痛、睡眠障礙、焦慮、沮喪、嗅／味覺改變、注意力不集中、記憶力下降、協調性差等（Felten-Barentsz et al., 2020），於患者出院前給予相關復健資訊，若有上述症狀應持續門診復健以接受專業的物理治療、職能治療、語言治療，方能提升生活品質。

2. 微光計畫居家視訊指導

自本院出院的新冠肺炎患者中有部分為獨居或因身體活動障礙而不方便前來醫院進行復健，為提供醫療協助，透過社區護理微光計畫接受跨團隊照會，於社區護理師進家訪視時進行視訊評估並給予運動處方，如：四肢肌耐力訓練方式、強度、每日執行次數等，協助改善生活品質。

◗ 結論

新冠肺炎令人聞之色變，一部分的原因來自於疾病之影響層面相當廣泛，包含肺部結構改變、心肺功能降低、肌力／肌耐力下降等，出院並不代表能完全恢復正常生活。對抗新冠肺炎是一條漫漫長路，復健的介入可提供確診者心肺適能訓練及功能性活動訓練，方能協助其回歸原本的生活。

◗ 參考資料

衛生福利部疾病管制署（2020 年 4 月 27 日）· 疾病介紹 · https://www.cdc.gov.tw/Category/Page/vleOMKqwuEbIMgqaTeXG8A

Felten-Barentsz, K. M., van Oorsouw, R., Klooster, E., Koenders, N., Driehuis, F., Hulzebos, E. H., ... van der Wees, P. J. (2020). Recommendations for hospital-based physical therapists managing patients with COVID-19. *Physical Therapy, 100*(9), 1444-1457.

Peter 等人（2020）· 急性醫院中 COVID-19 之物理治療處置：臨床實務指引建議 · 第一版

新冠肺炎疫情期間對癌症病人化學治療之衝擊與因應

林世強[1]、周繡玲[2]

亞東紀念醫院腫瘤暨血液科主任[1]、亞東科技大學醫護暨管理學院院長
暨護理系教授兼系主任、亞東紀念醫院院長室顧問[2]

摘要

　　癌症病人在疫情期間是非常需要被照護的一群，一旦延遲他們原本的抗癌治療，嚴重者是會導致死亡。因此，對癌症病人而言，治療是不能被暫停的。在疫情期間，多數癌症病人因擔心回到醫院治療會遭受新冠肺炎（COVID-19）的感染，因此延誤治療時機。如何積極營造安全的醫療環境，讓病人願意回到醫療機構進行治療，同時醫院亦需主動出擊，面對不願意回到醫院的病人，運用多元方法傳遞關心與防疫措施的衛教，說服癌症病人重新回院治療。化學治療部門應用主動聯絡病人的方式，透過門診說明、個案管理師電話連繫、環境的改善與新模式連繫的協作。期望透過上述的作為，贏得癌症病人回院進行化學治療的信心，降低新冠疫情對病人接受癌症治療延宕所造成的影響。

前言

　　癌症病人在疫情期間是非常需要被照護的一群，一旦延遲他們原本的抗癌治療，嚴重者是會導致死亡。因此，對癌症病人而言，治療是不能被暫停的。

　　在疫情期間，多數癌症病人因擔心回到醫院治療會遭受新冠肺炎（COVID-19）的感染，因此延誤治療時機。如何積極營造安全的醫療環

境，讓病人願意回到醫療機構進行治療，同時醫院亦需主動出擊，面對不願意回到醫院的病人，運用多元方法傳遞關心與防疫措施的衛教，說服癌症病人重新回院治療。以下提出新冠肺炎對癌症病人的影響及因應措施，期望能多方建立與病人的連結，傳遞正確的抗癌與防疫措施。

一、新冠肺炎對癌症病人的影響

1. 癌症病人得到 COVID-19 後「死亡率」比正常人高

在新冠肺炎的疫情流行期間，由於各醫院的醫療量能降載，同時紛紛成立收治 COVID-19 確診個案的專責病房，導致癌症病人需回到醫院執行化學治療的意願降低。如已完成化學治療療程個案，僅需定期追蹤，如展延回院門診的時程，醫療團隊尚不至於太過擔心。然而，面對正在進行化學治療的病人，不論是進行輔助性化學治療的第一至三期病人或是第四期進行緩和治療的癌症病人，倘若因為疫情而延遲治療，則會影響治療效果與生存的時間（Yang, Chai, & Fan, 2021）。

癌症病人為什麼不願意回到醫院繼續接受治療？當然是怕進到醫院治療反而感染新冠肺炎，同時亦擔心自身免疫力下降，如果不幸得到新冠肺炎則死亡率是不是會比正常民眾還來得高？根據 Yang 等人（2021）分析 19 篇系統性文獻研究後，獲得幾個重要的結論：（1）在新冠肺炎的病人中，有 6% 是癌症病人族群，同時發現癌症病人比較容易被感染；（2）癌症病人死亡率比非癌症病人高 1.8 倍；（3）肺癌的病人死亡率比非肺癌的病人高 1.8 倍。由此文獻證實癌症病人不但容易感染新冠肺炎，而且感染後的死亡率也比較高。

2. 癌症病人即使注射疫苗後，產生中和抗體的「比例」也比正常人少

在 2020 年初尚未有新冠肺炎疫苗問市之前，癌症病人只能各自採取自保措施，如戴口罩，多洗手，減少出門等措施，來減少感染的風險。2020 年末，新冠肺炎疫苗上市，各國開始積極協助民眾接種疫苗，希望能減低被感染後產生重症的機率。臺灣將癌症病人歸於注射新冠疫苗的第九類族群。然而，癌症病人接種疫苗後，是否會產生中和抗體，進而有保護力嗎？根據 Monin 等人（2021）前瞻觀察性研究中發現，僅注射一劑新冠肺炎疫苗的癌

症病人，產生中和抗體的比例比正常人少，而血液癌症的病人更少，分別產生抗體的比率為固態腫瘤 38% 及血液腫瘤 18%；經注射第二劑的疫苗後，產生中和抗體的比率雖都有增加，但血液癌症的病人抗體比例仍是較少，分別為固態腫瘤 95% 及血液腫瘤 60%。故即使癌症病人打完兩劑疫苗，仍不能輕忽有可能有突破性感染的風險。

鑒於上述兩個論點，癌症病人感染 COVID-19 後死亡率較高與注射疫苗後產生中和抗體比率較低，如何確保癌症病人至醫療機構執行化學治療期間，醫院能提供「安全」的環境來免於被感染，是非常值得重視的議題。

二、癌症病人化學治療於新冠肺炎疫情期間之因應

新冠肺炎疫情期間，化學治療部門執行三項變革措施，提供癌症病人門診及住院執行化學治療期間防疫控管措施之因應，同時亦主動建立與病人的連結，多管齊下關心未回診病人，讓許多原本不願意進入醫療機構執行治療的癌症病人，重新回到醫院並完成治療療程。以下分別述說三項變革措施：

（一）改善門診化學治療的環境

1. 執行門前抗原快篩檢驗，7 日內快篩檢驗報告陰性的患者入門診化學治療室執行治療：院區成立門前集中快篩站，讓病人在入院治療前先做快篩，只有快篩結果陰性的病人可進入門診化學治療室。同時每 7 日執行一次快篩檢驗；倘若持院外檢驗報告，可由健保快譯通系統查詢為陰性，亦可認同檢驗結果。以此做法確保每位進到醫院化療的病人皆為未被感染新冠肺炎個案，提供病人安全就醫環境。另只同意一位陪病者陪同，同時需進行快篩，快篩陰性者可陪同癌症病人進入治療區域。

2. 落實旅遊史、職業別、接觸史、是否群聚（travel history, occupation, contact history, cluster, TOCC）的詢問與登錄，確認體溫在正常範圍，全程戴口罩與禁止飲食：此為防疫的基本作為，將 TOCC、疫苗施打、快篩或出國資訊等資料導入資訊系統，以 LINE Bot 推播至病人或家人手機，入醫院前先鍵入相關內容，再由第一線的醫護人員協助確認，降低病人處於 COVID-19 感染的風險。

3. 門診治療椅區採梅花座：進入門診化療室的病人雖然都是快篩檢驗陰性，但是快篩檢驗的正確性並不是 100%，所以我們會使用隔簾，拉大彼此的距離到 1.5 公尺，使每位病人有一個獨立的空間。若是在比較開放的治療區域，亦會落實梅花座，保持社交距離。

4. 藉由門診化療預約系統落實分流政策：除了使用梅花座來保持社交距離，進而減少感染的機會，同時亦用時間的分流，減少病人彼此接觸的機會。利用資訊系統提供化學治療排程，確實協助分流，落實病人入化學治療的實名制外，亦達成化療病人時間上的分流。

5. 爭取社福基金補助支付快篩檢驗費用：雖然每 7 日快篩能確保病人入院區治療時是安全的，然在疫情初期每 7 天 1 次的自費快篩費用，對病人與家屬都造成經濟上的負擔，為減輕病人經濟上的負擔，除了癌症病人的收費有折扣外，亦透過本院「淑宜基金會」幫助，減免快篩費用。後來中央流行疫情指揮中心隨後公告病人及一位陪病者可有 1 次公費快篩費用的補助。

（二）改善住院化學治療的環境

1. 癌症病人及陪病者，當需入院接受住院治療，則需提供 3 日內快篩及 PCR 檢驗報告陰性。

2. 落實住院病人與陪病者每 7 日進行 1 次抗原快篩及 PCR 檢驗，確保癌症病人及病房環境的安全。

3. 執行醫病共享決策（share decision making, SDM），充分與病家溝通達成快進快出減少感染的機會：癌症病人入院當日，隨即啟動醫病共享決策（SDM），說明疫情期間住院治療的優缺點，共同與病人討論他們最關心的議題，藉此機會說明住院感染新冠肺炎的風險，同時宣導快進快出的原因與優點。

4. 醫護人員每日進行新住院病人病歷回顧，同時確認肺部影像與檢驗報告：疫情期間，針對住院接受癌症治療病人，由科主任與專科護理師每天進行前一日住院病人的病歷回顧，包含確認肺部影像與檢驗報告，及早監測易感病人感染新冠肺炎的風險。

（三）主動建立與病人的連結，多管齊下關心未回診病人

1. 門診醫護同仁主動撥電話給未回診病人與家屬，說明持續診治的重要性及院區防疫政策措施：疫情期間，避免病人擔心回到醫院增加被感染新冠肺炎機率，醫護同仁主動聯絡病人，適當的傳遞持續診治的重要性及院區防疫政策措施，降低病人害怕染疫的擔憂，提升對治療的黏著度。

2. 癌症個管師電訪介入與協助安排病人後續治療：癌症個管師持續與病人建立信任關係，在疫情期間，由於主動關懷病人，使得電話諮詢服務的業務量不減反增，每日的電話線都滿線，不但回答癌症病人及家屬各式各樣的問題，同時主動協助跨科團隊傳達有關院區防疫措施與規定。

3. 建立癌症病人 LINE Bot 群組與主動推播重要訊息：本院於「亞東癌症病人服務專區」建置癌症病人 LINE Bot 群組，院區可將防疫訊息藉由 LINE Bot 系統推播給癌症病人，同時病人亦可藉由此系統詢問治療的訊息。另外，癌症防治中心的網頁也都會上架最新的癌症相關防疫訊息。

4. 多科遠距醫護團隊（醫師／護理師／心理師／社工師等）的服務：癌症病人接受多專科團隊整合照護是近代照護的新潮流。疫情期間，雖阻斷人與人之間當面溝通的機會，但在通訊軟體 LINE ／ Google Meet 使用，藉由單純文字、圖片、聲音的傳遞，進而畫面與影像的即時性與多人的溝通，都在此次疫情給予醫護團隊表達對病人關懷的用心，例如心理師發送穩定人心的訊息，以電話溝通緩解病人的心理壓力；社工同事運用社群媒體，即時發布最新的醫院防疫措施；醫師團隊運用遠距醫療的模式，一起向病人解釋治療的方向與策略，這些都是疫情期間能持續改善醫療品質與醫病關係的新契機。

5. 癌症病人注射疫苗的建議：本院同時參考中華民國血液病學會所制定的疫苗注射指引，結合國外的建議共同制訂給予癌症病人疫苗注射建議；（1）所有癌症病人，不論是接受化學治療、標靶治療、免疫治療或放射線治療，都應儘速施打疫苗；（2）照顧者與同住家人也應儘快施打新冠疫苗；（3）若是剛進行造血幹細胞移植與細胞治療的患者，則需等 3 個月再施打疫苗；（4）即使注射疫苗後，仍應戴口罩，保持社交距離。藉由通訊

軟體的傳送與網頁上的發布，分享注射疫苗的重要性，鼓勵病人儘快接種疫苗，取得保護力，減少被感染與成為重症的機會（中華民國血液病學會，2021）。

結論

在疫情期間，癌症病人的擔心與糾結的確讓醫療團隊感到不捨，癌症病人的內心如同天平的兩端，一邊擔心被新冠肺炎感染造成生命危險，一邊則是焦慮不進醫院治療又會延誤癌症的病情。由於癌症病人免疫能力下降，極度需要被保護，故醫院需提供安全的治療環境，吸引癌症病人願意到院接受治療。最後，要落實跨團隊合作，主動多方建立與病人的連結，藉由適當的雙向溝通，傳遞正確的抗癌與防疫措施，千萬不要因為疫情而耽誤病情。（本篇由腫瘤護理雜誌第 21 卷增訂刊 I 同意轉載）

參考資料

中華民國血液病學會（2021 年 7 月 12 日）・血液病人者 COVID 疫苗注射參考・http://www.hematology.org.tw/web2/project/index.php?act=pb&id=16

Monin, L., Laing, A. G., Muñoz-Ruiz, M., McKenzie, D. R., Barrio, I. M., Alaguthurai, T., Domingo-Vila, C., Hayday, T. S., Graham, C., Seow, J., Abdul-Jawad, S., Kamdar, S., Harvey-Jones, E., Graham, R., Cooper, J., Khan, M., Vidler, J., Kakkassery, H., Sinha, S., ... Irshad, S. (2021). Safety and immunogenicity of one versus two doses of the COVID-19 vaccine BNT162b2 for patients with cancer: Interim analysis of a prospective observational study. *The Lancet Oncology, 22* (6), 765-778. https://doi.org/10.1016/S1470-2045(21)00213-8

Yang, L., Chai, P., Yu, J., & Fan, X. (2021) . Effects of cancer on patients with COVID-19: A systematic review and meta-analysis of 63,019 participants. *Cancer Biology & Medicine, 18* (1), 298-307. https://doi.org/10.20892/j.issn.2095-3941.2020.0559

新冠肺炎疫情期間癌症病人接受放射線治療之因應措施

熊佩韋[1]、田蕙如[2]、周繡玲[3]

亞東紀念醫院放射部／放射腫瘤科主任[1]、

亞東紀念醫院放射腫瘤科技術主任[2]、亞東科技大學醫護暨管理學院院

長暨護理系教授兼系主任、亞東紀念醫院院長室顧問[3]

◗ 摘要

2021 年 5 月中旬臺灣受到新冠肺炎（COVID-19）疫情蔓延的影響，使得正在接受放射線治療的癌症病人，除了需維持每週 5 日的放射線累積治療劑量外，還需承擔入院治療時怕被感染的風險，這對病人都是兩難的抉擇。放射腫瘤科在防疫的管控作為，如成立門診戶外篩檢站、落實工作同仁分艙分流保全科內人力並讓病人安心治療、依癌病嚴重度之分級程度，分別採取視訊或電話門診，提供個別化回診需求，使病人免於感染 COVID-19 的危機，讓病人能順利完成放射線治療療程。

◗ 前言

新冠肺炎對癌症病人衝擊非常大，因為癌症病人大都因免疫力較差、屬於較脆弱的易感染的族群，一旦染疫後發生重症、住院甚至死亡風險也都較常人高（Saini et al., 2020），因此我們在癌症病人的診斷和治療策略上，也要特別慎重並予以適度調整。疫情期間，每日至醫院接受放射線治療病人安全嗎？5 月中旬陸續接到多位病人的電話，詢問的內容不外乎「來醫院治療安全嗎？」「我晚一兩個月再開始放射線治療可以嗎？」另外，已治療中的病人亦不斷地問「我要繼續治療嗎？」「可以現在就提前結束放療療程嗎？」這些疑問不斷困擾癌症病人及其家屬，為能提供具實證資訊，放射腫

瘤科主治醫師們親自電話回覆病人，安撫其不安的情緒，並說明院內的感控措施，同時也回應少部分年紀大的攝護腺癌病人或早期乳癌將接受乳房放射線治療者，因考量此類癌病大都生長緩慢或不致於有立即復發或惡化的風險，因此明確地告訴病人或家屬們可以考慮延後放射線治療療程並採取定期電訪的方式，讓病人在嚴峻疫情的威脅下，安心的做出是否接受放療的決定。以下分別提出七項針對癌症病人接受放射線治療時的防疫措施。

一、工作同仁分艙分流並保全服務量能

放射腫瘤科在疫情期間，配合中央流行疫情指揮中心及院方防疫會議之防疫措施，執行超前部署及滾動式調整，避免全科一旦有同仁染疫則可能進一步影響其他同仁，甚至影響病人的治療，故實施分艙分流計畫，將病人依照醫師之組別分組，並將科內不同職類同仁分為 A B 兩組運作，各組皆有醫師、物理師、放射師、護理師、專科護理師與事務員，同時並劃分科內不同工作區域、分組上班，舉凡從病人報到櫃台、更衣室、治療室、廁所與等候區到工作人員辦公室等全部劃分為兩組，盡可能不共用空間以降低傳播風險。

在病人方面，也加強個人及治療使用模具的酒精消毒、治療中戴口罩並保持社交距離等措施，期望能夠阻斷任何可能的傳播鏈，在保護病人免於被感染的風險外，並保全科內基本醫護人力為目標，期望即使有工作人員染疫時，亦可以保全一半的醫護人力，持續幫助癌症病人順利完成放射線治療。

二、設立門診戶外篩檢站

為了讓病人安心，在疫情期間設立「門診戶外篩檢站」，針對需入院進行放射線治療之癌症病人，每週接受 1 次戶外快篩檢驗，待報告確認陰性後始能進入醫院接受治療，同時申請「陳淑宜女士癌症基金會」的補助，讓癌症病人每週可接受 1 次免費的快篩。另外，在醫病溝通合作之下，原頭頸癌病人接受放射線治療時皆需配戴固定模具但不會戴口罩，但在疫情期間，鼓勵病人配戴口罩治療，雖然病人覺得呼吸較為不順暢，但也都願意配合，避免飛沫傳播。

三、建立癌症病人 LINE Bot 群組與主動推播重要訊息

　　利用多重管道推播放射腫瘤科在人員及環境感控清消上之防疫作為，藉由簡訊與 LINE Bot 推播、科內海報張貼、官網與 FB 粉絲團加以說明，並公布我們員工疫苗接種的 100% 完成比率。在公開透明及多元管道訊息公布下，解除病人入院治療的疑慮，讓病人及家屬安心來院接受持續治療。

四、癌症放射線治療與新冠防疫的抉擇

　　提供放射線治療分級，癌病治療與新冠防疫孰重孰輕呢？參考歐美經驗，將放射線治療病人依病情輕重及治療的急迫性，大致分以下四級（American Society for Radiation Oncology, 2020; Di Franco et al., 2020）：

　　第一級（儘早放療）：主要針對腫瘤急症，如惡性腫瘤引發之出血、神經血管或腸胃泌尿道等壓迫、腦轉移造成的腦壓增高、骨轉移產生嚴重疼痛甚至面臨骨折風險等，這些可能危及到生命或者明顯影響生活品質者，皆應儘早放療。

　　第二級（需要治療）：需要治療但不會立即危及生命的患者，也沒有無法忍受的痛苦，臨床狀況穩定，例如：多數手術後的輔助性放射線治療則屬此特性。

　　第三級（延遲放療）：健康狀況不錯且無生命危險，例如：原位癌、低風險攝護腺癌或早期乳癌術後放射線治療等，即使延遲放療也不影響病情者。

　　第四級（暫緩處置）：癌病的輔助處置，例如：頭頸癌的牙科處置、癌病復健等，可等疫情趨緩才開始。

五、視訊門診或遠距醫療

　　當減少常規放射腫瘤科門診，則加開視訊及電話門診，如此可減少病人院內群聚現象、並減少院內接觸性感染、透過遠距醫療仍能提供病情穩定或不方便行動的癌症病人有別於常規的醫療服務。

六、制定延遲回診或縮短放射線治療流程

　　針對已完成放射線治療療程的病人，若身上已無腫瘤跡象且治療副作用亦恢復者，可考慮延遲會診或將回診時間延後 3 至 6 個月左右。針對進展緩慢或早期癌症，可考慮避免或延遲放射線治療，此外，對於某些中晚期癌症可考慮先給予 4 至 6 個月的新輔助荷爾蒙或化學治療之後再執行放射線治療；依癌別及期別，盡可能採用單次、寡次數（少於 5 次）或比傳統放射線治療療程縮至兩週至一個月的短期療程，採低分次放療。例如：早期乳癌術後全乳放射線治療的療程常需 5 至 6 週，在新冠疫情下，可考慮將全乳放射線治療療程縮短至 3 到 4 週或採用 1 次到 5 次的部分乳房放射線治療。而對於生長速度較慢的攝護腺癌，傳統上體外放射線治療約需 8 週，可改用 4 週的短療程放射線治療或只照射 5 次的超短療程放射線治療。

七、轉守為攻談癌症病人的疫苗接種

　　根據 2021 年美國癌症學會提出以收集 52 個研究、涵蓋 18,000 人的綜合系統分析研究顯示，癌症病人感染新冠肺炎的死亡率高達 25%（American Cancer Society, 2020; Saini et al., 2020），故強烈建議無論是正在治療中或者是已完成治療的癌症病人，皆應接種安全而有效的新冠疫苗。病人常問「我打疫苗有危險嗎？」其實癌症病人打疫苗的副作用發生率跟一般人是相似，對於正在接受局部放射線治療的病人，原則上都可以接種疫苗，但是若接受「全骨髓放射線治療」、「全皮膚放射線治療」或「全身性放射線治療」的病人，由於此類大範圍放射線治療會產生免疫力下降且為避免與疫苗接種後產生的副作用混淆，建議病人跟主治醫師討論後再決定是否接受疫苗施打；另針對接受放療合併化學和免疫治療的病人，同樣建議可與主治醫師討論適合施打疫苗的時機。至於哪些疫苗適合癌症病人呢？目前只要是政府核准的疫苗，都適合癌症病人施打，總之，接種疫苗可避免染疫、減少重症及死亡率風險，其利遠大於疫苗接種後副作用之弊，提早施打疫苗，才能提早獲得身體保護力。

結論

　　癌症病人面臨疾病本身及新冠肺炎肆虐的雙重威脅，身心備受煎熬，提供分艙分流的感控措施及依病情輕重分級的放射線治療策略下，截至 2021 年 10 月止，本院接受放射線治療「到治率」，除在 5 月中旬疫情三級警戒的第一週為 80% 外，目前陸續恢復到超過 90% 以上的到治率。期望病人在各項防疫措施及安全的環境下能完成放射線治療療程，提升病人存活率及治癒率。（本篇由腫瘤護理雜誌第 21 卷增訂刊 I 同意轉載）

參考資料

American Cancer Society (2020). COVID-19 vaccines & patients with cancer. https://www.cancer.org/treatment/treatments-and-side-effects/physical-side-effects/low-blood-counts/infections/covid-19-vaccines-in-people-with-cancer.html

American Society for Radiation Oncology (2020, April 9). ASTRO COVID-19 clinical guidance. https://www.astro.org/Daily-Practice/COVID-19-Recommendations-and-Information/Clinical-Guidance

Di Franco, R., Borzillo, V., D'Ippolito, E., Scipilliti, E., Petito, A., Facchini, G., Berretta, M., Muto, P. (2020). COVID-19 and radiotherapy: Potential new strategies for patients management with hypofractionation and telemedicine. *European Review for Medical and Pharmacological Sciences, 24* (23), 12480-12489. https://doi. 10.26355/eurrev _202012_24044

Saini, K. S., Tagliamento, M., Lambertini, M., McNally, R., Romano, M., Leone, M., Curigliano, G., de Azambuja, E. (2020). Mortality in patients with cancer and coronavirus disease 2019: A systematic review and pooled analysis of 52 studies. *European Journal Cancer, 139*, 43-50. https://doi. 10.1016/j.ejca.2020.08.011. Epub 2020 Sep 2

洗腎病人為何與眾不同

潘思宇[1]、盧惠敏[2]、程音[3]、楊素真[4]

亞東紀念醫院腎臟內科主治醫師[1]、血液透析中心護理長[2]、

護理部督導[3]、護理部代主任[4]

◗ 摘要

COVID-19 席捲全球，2021 年 5 月臺灣雙北地區大流行，對醫療體系造成重大衝擊。透析病人罹患 COVID-19 後有高死亡率，血液透析中心裡有高傳播風險，唯有透過種種防疫措施諸如病人分流、病毒檢驗、環境消毒、個人防護、與疫苗施打等，才能遏止 COVID-19 在血液透析中心內傳播。本文說明血液透析中心於疫情期間種種防疫應變作為，並分享血液透析門診區確診病人 COVID-19 照護過程。

◗ 前言

自 2019 年 12 月起，在中國大陸武漢地區開始發現有多起新型嚴重不明原因肺炎案例，經定序後確認為新型冠狀病毒，病毒命名為 severe acute respiratory syndrome coronavirus 2（SARS-CoV-2），世界衛生組織將該病毒造成疾病命名為 coronavirus disease 2019（COVID-19）（臺灣亦稱為嚴重特殊傳染性肺炎、新冠肺炎、武漢肺炎）；後續研究證實該病毒可在人類間互相傳播，病毒迅速由中國大陸傳播至全世界，世界衛生組織於 2020 年 3 月 11 日宣告 COVID-19 進入全球大流行（pandemic），全球 COVID-19 確診與死亡案例急遽增加，致使諸多國家採取嚴格公衛與感控政策以控制病毒擴散。

臺灣有鑑於過去嚴重急性呼吸道症候群（severe acute respiratory syndrome, SARS）的慘痛教訓，早在該疾病尚未證實人傳人可能性時，即對

SARS-CoV-2 病毒高度警覺並嚴防境外案例移入，成功的公衛政策使臺灣在 2021 年 5 月前，當全球都因大流行而確診案例節節攀升時，臺灣有 1 年多的時間幾無本土 COVID-19 確診案例而多為境外移入，致使社會經濟活動能繁榮興盛如常。

在 COVID-19 開始後 1 年，自 2020 年 12 月起，數株疫苗研發成功並通過國際緊急使用授權（emergency use authorization, EUA）開始於臨床大規模接種。因為全球大流行疫苗供不應求，臺灣直到 2021 年 3 月才取得少量疫苗可供醫護人員施打，且當時因疫苗罕見嚴重副作用影響致接種意願不高。在 2021 年 5 月因境外移入確診案例進入社區，又有社交活躍的超級傳播者影響，臺灣雙北地區於 5 月開始有大規模社區感染爆發，短短 1 個月內，臺灣本土確診案例激增，行政院疾病管制署也於 5 月 19 日將全臺灣防疫警戒等級提升至第三級。這一波疫情集中於雙北地區，新北市板橋區為疫情熱區；亞東紀念醫院身為新北市醫學中心，承擔了新北市大部分 COVID-19 確診病人醫療，單一亞東紀念醫院收治確診病人約占全臺灣 10%。

亞東紀念醫院收治 COVID-19 確診住院病人中，不乏有透析需求病人，而亞東紀念醫院血液透析中心門診區也曾有腎友確診就醫，因而本院對於 COVID-19 對於造成血液透析病人的衝擊有相當經驗。COVID-19 在透析病人有許多與一般族群不同的特點，以下就 COVID-19 在血液透析病人的死亡率、傳播方式、感染控制等議題進行討論，並分享門診血液透析病人確診後照護流程。

一、透析病人罹患 COVID-19 的死亡率

COVID-19 在透析病人有一個很重要的特點，是透析病人在罹患 COVID-19 後，死亡率遠高於一般族群。根據美國與歐洲資料，透析病人罹患 COVID-19 後死亡率約 20 至 30%，遠高於全球一般族群罹患後約 2% 的平均死亡率（Hsu et al., 2021; Jager et al., 2020）；臺灣因透析確診案例仍不多，尚未有文獻報告臺灣透析病人 COVID-19 死亡率，但相信應該與歐美資料相去不遠。

為何透析病人罹患 COVID-19 有如此高的死亡率？根據過去研究，年

紀、男性、心血管疾病是在非透析病人罹患 COVID-19 後死亡的危險因子，而透析病人罹患 COVID-19 後的死亡危險因子似乎與非透析病人類似（Ng et al., 2020），因為 COVID-19 死亡率在老年病人遠高於年輕病人（O'Driscoll et al., 2021），而且透析病人常有早發性老化現象（Kooman et al., 2014），亦即透析病人的生理年齡常常高於實際年齡現象；筆者認為，可能因為透析病人的早發性老化，導致透析病人與同樣實際年齡的 COVID-19 病人比起來，有較高死亡率。另外透析病人往往兼具心血管疾病，可能也因此造成透析病人死亡率高於一般族群。

二、如何預防 COVID-19 在血液透析中心傳播？

在了解血液透析病人罹患 COVID-19 有相當高的死亡率後，接下來要討論的是如何預防 COVID-19 在血液透析中心傳播。本文會先討論 COVID-19 的傳染途徑，以及血液透析中心有何 COVID-19 傳播風險，接下來再討論幾個控制傳播的方式包括病人分流與檢驗、環境與個人防護，以及疫苗施打。

（一）COVID-19 如何傳播

目前研究認為 COVID-19 傳染途徑有三種（如圖一），飛沫傳染（droplet）、空氣傳染（airborne）與接觸傳染（contact），其中飛沫傳染是最重要的傳染途徑（美國疾病管制與預防中心）。

飛沫傳染指的是，病毒存在經由講話、咳嗽、打噴嚏過程中製造的飛沫，飛沫接觸到受感染者黏膜後病毒發生感染現象；飛沫專指直徑大於 5 μm 的呼吸道分泌物，因為直徑較大傳播距離通常短於 2 公尺。空氣傳染指的是病毒透過直徑小於 5 μm 的氣溶膠（aerosol, droplet nuclei）傳播，因為直徑小可懸浮於空氣中，可影響 2 公尺以上甚至 10 數公尺距離。而接觸傳染是指病毒存在於受汙染的物體表面，接觸身體黏膜後發生感染的傳播方式；根據研究 SARS-CoV-2 病毒可於非生物表面存活高達 48 至 72 小時。

（二）血液透析中心 COVID-19 傳播風險

因為近距離的飛沫傳染是 COVID-19 的主要傳染途徑，可以想像當血液透析中心有 COVID-19 確診病人時，同時處於血液透析中心內群聚接受血液

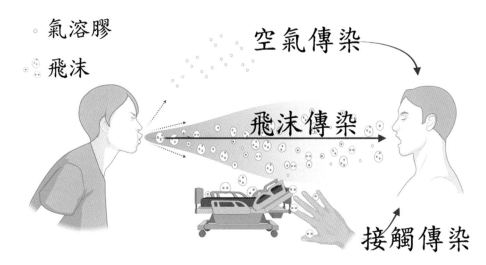

▲ 圖一　COVID-19 的傳染途徑

圖 片 利 用 BioRender.com 製 作， 修 改 自"SARS-CoV-2: How is the Virus Spread?", by BioRender.com (2021). Retrieved from https://app.biorender.com/biorender-templates

透析治療的鄰近透析病人會有相當高的被感染風險。過去研究也指出，擁擠的透析環境、都市內的透析中心、照護機構相關的透析中心，會增加 COVID-19 的傳播風險（Hsu et al., 2021）；臺灣地狹人稠，難以區隔透析床位間距離，因此 COVID-19 在透析中心內傳播風險高。

（三）分流與檢驗

當有 COVID-19 確診病人於透析中心內接受透析治療時，同時間近距離接受治療的透析病人會有相當高的被感染風險；因此，如果可以在 COVID-19 確診病人進入透析中心透析前，就對確診病人進行隔離，在時間或空間上與其他病人區隔，就可以減少 COVID-19 傳播風險。

因此，亞東紀念醫院透析中心遵循臺灣疾病管制署指引中建議（衛生福利部疾病管制署，2021），在 COVID-19 疫情中，所有透析病人在進入透析中心前，皆進行發燒與呼吸道症狀篩檢、TOCC（旅遊史、職業別、接觸史、群聚）確認、居家隔離／居家檢疫／自主健康管理狀態確認；如偵測有

相關風險疑似感染 COVID-19 病人，即將該病人與其他低感染風險病人分流，將該風險病人依特定路線轉診到急診進行 COVID-19 檢驗，或將該風險病人安置於透析中心角落與其他病人間隔 2 公尺以上進行透析（如圖二）。

　　亞東紀念醫院透析中心並設置有透析病人專用電梯，由護理師管控電梯使用限制同時間電梯內小於 5 人，並對病人與家屬等候空間進行感控規劃避免群聚，同時也對門診區與住院區空間作分隔，並實施醫師與護理師分艙分流措施（如圖三）。

　　因為 COVID-19 存在無症狀傳播者的可能性，亞東紀念醫院早在 2021 年 5 月 24 日即開始對所有血液透析中心病人與陪病家屬每週全面進行週期性抗原快篩，並於兩日內順利完成共 777 次抗原快篩檢驗；由於全面快篩的第一天上午就成功篩檢確診 1 名 COVID-19 確診陪病家屬，避免造成透析中心的群聚感染。

　　亞東紀念醫院資訊室也建置資訊介面，整合全院 COVID-19 抗原快篩、

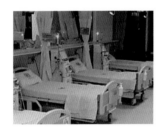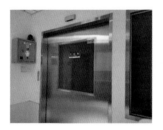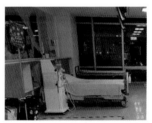

▲ 圖二　透析中心安置區劃

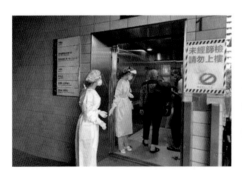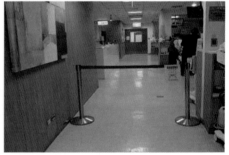

▲ 圖三　透析中心分流措施

PCR 檢驗、疫苗注射、與解除隔離等資訊於同一介面，讓醫療團隊可以即時有效率掌握病人與陪病家屬風險狀態。

（四）環境與個人防護

　　值得注意的是，抗原快篩有偽陰性的可能，根據國外研究，如果以 polymerase chain reaction （PCR）作為診斷標準，PCR 陽性病人中大約有 30% 是抗原快篩陰性（Brihn et al., 2021），亦即偽陰性可達約 30%；因此，具有傳染力的 COVID-19 確診病人，仍有可能抗原快篩檢測結果為陰性，如果該病人又沒有發燒與類流感症狀，就可能會突破分流與檢驗的防鎖線，進入透析中心。

　　正因為存在無症狀傳播者與檢驗偽陰性的可能性，環境與個人防護對於阻斷病毒的傳播也具有相當重要性。亞東紀念醫院透析中心依循臺灣疾病管制署指引建議（衛生福利部疾病管制署，2021），對於可能被汙染的環境，包括治療床、桌面、工作椅、電話、護理師工作車等，使用 1：50（1000ppm）漂白水或酒精進行消毒（如圖四）。亞東紀念醫院在疫情期間，依循台灣疾病管制署指引照護疑似或確診 COVID-19 病人建議（衛生福利部疾病管制署，2021），醫療團隊配戴適當個人防護裝備包含 N95、面罩或護目鏡、防水隔離衣、髮帽、與手套（如圖五），並要求所有透析病人與陪病家屬皆需配戴外科口罩。除此之外，亞東紀念醫院透析中心醫療團隊於疫情三級警戒期間，接受每週 1 次週期性 COVID-19 PCR 檢測，確保醫療團隊的安全與健康。以上種種環境與個人防護措施，目的都在阻斷潛在的病毒傳播鏈。

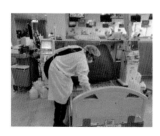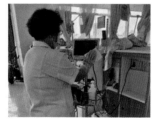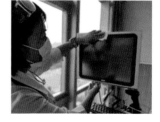

▲ 圖四　透析中心環境消毒

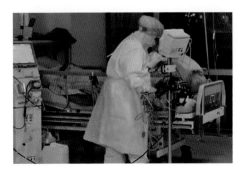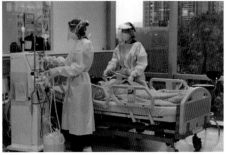

▲ 圖五　透析中心防護裝備

（五）疫苗施打

　　除了分流、檢驗、環境與個人防護外，還有什麼方法可以預防 COVID-19 在血液透析中心傳播？答案是疫苗接種。

　　疫苗接種可以減少接種者被傳染的風險；不只如此，即使接種疫苗後仍不幸被傳染，仍可以減少感染後住院或死亡的風險外，也有報告指出疫苗接種後可減少感染後病毒量，也許可以降低疫苗接種者把病毒再傳播給其他人的機會（Levine-Tiefenbrun et al., 2021; Thompson et al., 2021）。甚至有專家學者認為，廣泛的疫苗施打可能是終結 COVID-19 全球大流行的唯一方法。

　　然而，臺灣 COVID-19 疫苗接種的最大困難來自於疫苗供應的不穩定，雖然歐美國家早於 2020 年 12 月起即開始於臨床大規模接種，臺灣直到 2021 年 3 月才取得少量疫苗供醫護人員接種；幸好在外交努力下，於 2021 年 6 月起日本、美國、立陶宛、斯洛伐克、捷克等友邦相繼捐贈臺灣疫苗，使得臺灣在 6 月後可以規劃醫護人員以外民眾接受疫苗接種。感謝台灣腎臟醫學會的努力，清楚傳達 COVID-19 在血液透析中心有高傳播風險而且透析病人罹病後有高死亡率，臺灣中央流行疫情指揮中心決策讓全臺灣透析病人可於 6 月優先接受第一劑 COVID-19 疫苗接種；亞東紀念醫院依循台灣腎臟醫學會建議，於接收到疫苗後立即進行全院血液透析與腹膜透析病人疫苗接種，順利於 6 月 15 日與 6 月 16 日完成全院共 545 人次疫苗接種，接種率達 90%，只有約 10% 透析病人因住院、無法接受風險與醫療評估不適合等原因暫無接受疫苗接種（如圖六）。

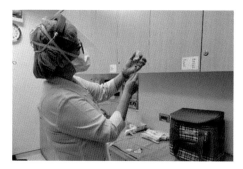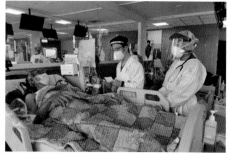

▲ 圖六　透析中心疫苗接種

　　值得注意的是，如果疫苗接種者存在免疫不全的狀況或正接受某些免疫抑制藥物，可能會導致疫苗對於 COVID-19 的保護效果降低；而透析病人被認為是免疫力低下的族群（Chiu et al., 2018），是否會因此影響疫苗的效果？ 最近研究指出，透析病人在接受 COVID-19 疫苗完整接種後，相較於一般健康人，雖然透析病人產生的中和抗體效價較低，但仍有約 80% 可以順利產生中和抗體（Danthu et al., 2021）；研究顯示對於透析病人進行 COVID-19 疫苗施打，應該還是具有相當的保護力與臨床重要性。

三、亞東紀念醫院血液透析中心 COVID-19 確診病人照護經驗分享

　　提供透析病友安全安心的環境是醫療院所的責任，血液透析中心自去年開始即警覺防疫準備要超前部署，依循全院之檢疫、防護、阻斷傳播鏈的照護原則，著手加強單位人員的防護配備穿戴訓練、COVID-19 疾病認知，以及制定及演練門診透析發燒個案的就醫流程、疑似及確診個案運送動線，規劃各樓層疑似個案隔離透析區域，稽核並查檢穿脫防護裝備、手部衛生及環境清潔消毒的正確性及完整性。血液透析病友每週至少 3 次往返醫院及社區接受每次 4 小時透析治療，加上血液透析中心不同於一般病室有獨立空間，於開放空間避免不了群聚增加傳播機會，因此運用資訊系統落實執行病友及陪病者 TOCC 及終端實名制管理、病友及陪病者戴口罩、體溫監測，就醫分流的概念教育與推動，作業規範及流程兼具樣樣都不能少。

血液透析中心為確實執行檢疫、防護作業，於 5 月 24 日開始全面針對透析病友及陪病者進行每週抗原快篩，執行當日就篩檢出 1 位陪病者為陽性確診個案，單位立即啟動應變流程將陪病者送至急診就醫，並將該位病友安置於隔離區執行透析及每日電話關懷追蹤，不幸該病友兩天後開始出現發燒症狀及 PCR 呈現陽性，予以安排收治於本院負壓隔離病室接受治療，住院 24 天後確診病友康復出院，6 月 21 日返回本院持續進行門診透析治療（如圖七）。此案例有效的避免透析中心的群聚感染，以及阻斷擴散社區感染的危機，讓我們更加地堅信，事前的防範部署更勝於事後的補救，唯有全員落實照護規範及流程之執行，以及正確做好檢疫與防護作業，才能成功阻斷傳播鏈。

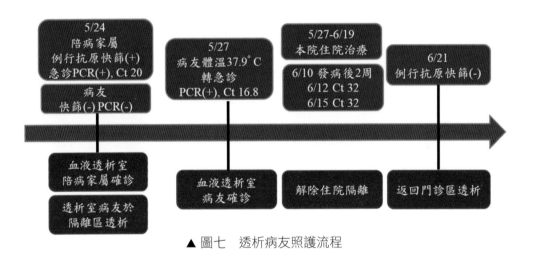

▲ 圖七　透析病友照護流程

結論

COVID-19 在透析病人有高致死率與高傳播風險，血液透析中心必須因應疫情規劃適當防疫措施，才能減輕這場世紀大流行的衝擊。

參考資料

美國疾病管制與預防中心

臺灣衛生福利部疾病管制署（2021 年 6 月 5 日）．設有血液透析中心之醫療機構因應 COVID-19 感染管制措施指引，修訂 3 版

Brihn A., Chang J., K O. Y., Balter S., Terashita D., Rubin Z., Yeganeh N. (2021). Diagnostic performance of an antigen test with RT-PCR for the detection of SARS-CoV-2 in a hospital setting - Los Angeles County, California, June-August 2020. *MMWR Morb Mortal Wkly Rep, 70*, 702-706

Chiu Y. L., Shu K. H., Yang F. J., Chou T. Y., Chen P. M., Lay F. Y., Pan S. Y., Lin C. J., Litjens N. H. R., Betjes M. G. H., Bermudez S., Kao K. C., Chia J. S., Wang G., Peng Y. S., Chuang Y. F. (2018). A comprehensive characterization of aggravated aging-related changes in T lymphocytes and monocytes in end-stage renal disease: The iESRD study. *Immun Ageing, 15*, 27

Danthu C., Hantz S., Dahlem A., Duval M., Ba B., Guibbert M., El Ouafi Z., Ponsard S., Berrahal I., Achard J. M., Bocquentin F., Allot V., Rerolle J. P., Alain S., Touré F.. (2021). Humoral response after SARS-CoV-2 mRNA vaccination in a cohort of hemodialysis patients and kidney transplant recipients. *J Am Soc Nephrol*

Hsu C. M., Weiner D. E., Aweh G., Miskulin D. C., Manley H. J., Stewart C., Ladik V., Hosford J., Lacson E. C., Johnson D. S., Lacson E., Jr.(2021). COVID-19 among US dialysis patients: Risk factors and outcomes from a national dialysis provider. *Am J Kidney Dis, 77*, 748-756.e741

Jager K. J., Kramer A., Chesnaye N. C., Couchoud C., Sánchez-Álvarez J. E., Garneata L., Collart F., Hemmelder M. H., Ambühl P., Kerschbaum J., Legeai C., Del Pino Y. P. M. D., Mircescu G., Mazzoleni L., Hoekstra T., Winzeler R., Mayer G., Stel V. S., Wanner C., Zoccali C., Massy Z. A. (2020). Results from the ERA-EDTA registry indicate a high mortality due to COVID-19 in dialysis patients and kidney transplant recipients across Europe. *Kidney Int, 98*, 1540-1548

Kooman J. P., Kotanko P., Schols A. M., Shiels P. G., Stenvinkel P. (2014). Chronic kidney disease and premature ageing. *Nat Rev Nephrol, 10*, 732-742

Levine-Tiefenbrun M., Yelin I., Katz R., Herzel E., Golan Z., Schreiber L., Wolf T., Nadler V., Ben-Tov A., Kuint J., Gazit S., Patalon T., Chodick G., Kishony R. (2021). Initial report of decreased SARS-CoV-2 viral load after inoculation with the BNT162b2 vaccine. *Nat Med, 27*, 790-792

Ng J. H., Hirsch J. S., Wanchoo R., Sachdeva M., Sakhiya V., Hong S., Jhaveri K. D., Fishbane S.(2020). Outcomes of patients with end-stage kidney disease hospitalized with COVID-19. *Kidney Int, 98*, 1530-1539

ODriscoll M., Ribeiro Dos Santos G., Wang L., Cummings D. A. T., Azman A. S., Paireau J., Fontanet A., Cauchemez S., Salje H. (2021). Age-specific mortality and immunity patterns of SARS-CoV-2. *Nature, 590*, 140-145

Thompson M. G., Burgess J. L., Naleway A. L., Tyner H., Yoon S. K., Meece J., Olsho L. E. W., Caban-Martinez A. J., Fowlkes A. L., Lutrick K., Groom H. C., Dunnigan K., Odean M. J., Hegmann K., Stefanski E., Edwards L. J., Schaefer-Solle N., Grant L., Ellingson K., Kuntz J. L., Zunie T., Thiese M. S., Ivacic L., Wesley M. G., Mayo Lamberte J., Sun X., Smith M. E., Phillips A. L., Groover K. D., Yoo Y. M., Gerald J., Brown R. T., Herring M. K., Joseph G., Beitel S., Morrill T. C., Mak J., Rivers P., Poe B. P., Lynch B., Zhou Y., Zhang J., Kelleher A., Li Y., Dickerson M., Hanson E., Guenther K., Tong S., Bateman A., Reisdorf E., Barnes J., Azziz-Baumgartner E., Hunt D. R., Arvay M. L., Kutty P., Fry A. M., Gaglani M. (2021). Prevention and attenuation of Covid-19 with the BNT162b2 and mRNA-1273 vaccines. *N Engl J Med, 385*, 320-329

疫情下的實驗室

湯惠斐[1]、朱芳業[2]

亞東紀念醫院臨床病理科技術主任[1]、臨床病理科主任[2]

摘要

　　新冠疫情 2020 年在國際蔓延之際，臺灣 1 月 21 日出現境外移入確診個案。以「即時定量反轉錄聚合酶連鎖反應（real-time RT-PCR）」進行核酸檢測是確認 COVID-19 感染之黃金標準，當時疾病管制署（以下簡稱「疾管署」）指定實驗室僅 8 家，檢測需 3 天才有報告，對臨床治療緩不濟急。而臨床病理科肩負亞東紀念醫院的分子檢測重任，在當時邱冠明副院長（8 月 1 日升任院長）的倡議下，本科立即向疾管署表達本院要建立及提供 COVID-19 核酸檢測服務的企圖心，自行檢驗 SARS-CoV-2 PCR 以縮短診斷及處置的時效。從 2020 年 2 月 1 日起短短 10 天，緊急籌措所需的儀器及試劑耗材，通過疾管署 COVID-19 核酸檢測的能力測試，完成處理檢體之實驗室安全風險評估及建立標準作業程序，本院順利成為新冠病毒指定檢驗機構，也是新北市第一家指定實驗室。

前言

　　2020 年 2 至 3 月臨床病理科為亞東紀念醫院及基隆地區「嚴重特殊傳染性肺炎」通報病人的指定檢驗實驗室，也提供包機返臺的確診病人及檢疫需求，每日核酸檢驗量能以 10 件為單位，從 30 到 60 不等，檢體於收件後 24 小時內核發報告。隨著返臺居家隔離的民眾對探病及奔喪的需求增加，4 月起政府開放自費 COVID-19 核酸檢測，本院受理越南首航包機乘客（單日 59 件）、雲頂郵輪夢幻者號跳三島航程（單日 225 件）、捷克使團（89 件連續 2 天），接受檢驗量能提高的挑戰。10 月起中國大陸開始實施登機前 72 小時需具備核酸檢測陰性報告政策，本院因假日仍提供服務，因此到本

院檢測民眾持續增加（每日平均量能提高到 108 件），統計 2020 年出國民眾的核酸檢測每 9.2 人就有 1 人是亞東紀念醫院服務的。2021 年 2 月春節返鄉期間，每日平均 155 件已是常規。檢驗量能從一位數上升到三位數，我們深信這些操練，未來萬一有疫情時一定能派上用場！

一、疫情再起量能之戰

2021 年 5 月 13 日本院第一位確診個案之後，每天都新增十幾例陽性案件，每日檢體量由 150 件、350 件、480 件、600 件以倍數成長，核酸檢測時間由 8 小時延長至 16 小時。除立刻徵用微生物室生物安全操作櫃（如圖一）加速檢體前處理外，並向共同研室緊急借調 RT-PCR 分析儀（如圖二）提高檢測量能。期間也陸續發現同仁因反覆操作，手指皮膚出現破皮、板機指痠痛，還勉力做下去。為滿足臨床診斷及防疫的需求，需持續「滾動式」優化作業流程，力求能持續穩定的運作。經長官的支持與協助，5 月 17 日引進一組全自動化核酸檢測設備（如圖三）加入戰役，5 月 21 日為全院員工進行普篩，當時 1 天的檢驗量已經達到 1,200 件。5 月 24 日再引進 Cobas 6800（如圖四）全自動萃取加 PCR 分析儀，有了這些設備，最大量能提高到 994 件／ 8 小時。直到 7 月 1 日奉派支援臺北市環南市場 2,785 人及 7 月

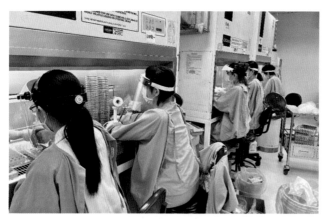

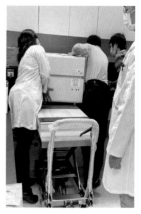

▲ 圖一　徵用微生物室生物安全操作櫃 BSC 提高檢體前處理量能

▲ 圖二　當天向共研室緊急借調 RT-PCR 分析儀

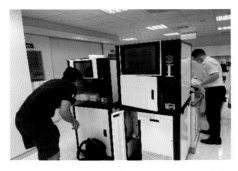

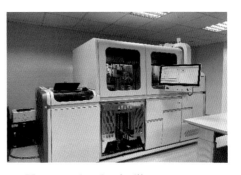

▲ 圖三　3 天內緊急 LabTurbo 添購全 自動核酸檢測儀器試劑

▲ 圖 四　3 週 內 安 裝 Roche cobas 6800 全自動核酸檢測儀器

8 日 2,442 人（如圖五），以池化技術（Pooing）大規模 PCR 篩檢，成功地 幫助臺北市政府檢出 45 個陽性個案。檢驗量能從 5 月之前平均每天 150 件， 到 7 月最大量能 1 天可達 3,000 多件！

　　雖然試劑昂貴，本院不計成本擴充 Liat 及 ID NOW 快速 PCR 儀器，提 供急診重症、緊急住院病人、產婦、社會局安置兒少等及時有效分流。協助 地檢署「猝死者快速 PCR 檢驗」。並獲得新北市地檢署法醫室五顆星滿意 度（如圖六）。

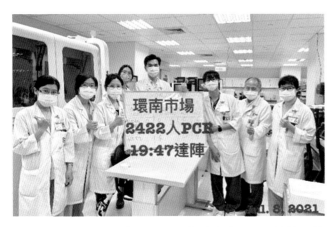

▲ 圖五　以池化技術（Pooing）大規模 PCR 篩檢，快 速檢驗檢出環南市場 45 個陽性個案

▲ 圖六　協助猝死者 快速 PCR 檢驗，獲 得新北市地檢署法 醫室五顆星滿意度

二、內外顧客 外展服務

　　疫情之下除「核酸檢驗小組」（含醫師及醫檢師）日以繼夜全力以赴，臨床病理科也全體動員將士用命支援核酸檢測。疫情嚴峻之際陽性個案急速增加（如圖七），需複驗的陽性檢體及報告判讀的複雜性也增加許多，我們堅持當天收件檢體都做完為止，使命必達。雖然增加自動化核酸檢測儀器，仍需有精實的流程與操作者才能充分發揮，對於普篩專案大量檢體池化的流程規劃與測試，從檢體簽收、編碼、池化分裝、上機、報告判讀與核發，都做好預先排練，各組人員分工合作才能順利執行。積極配合衛生局請託的外展服務如：協助新北市聯醫 5 月 19 日至 6 月 3 日 PCR 檢測近 3,000 件；街友篩檢、音樂公園「熱區防疫中心」及華江「社區篩檢站」快篩站的抗原檢測。

　　除臨床病理科醫檢師執行核酸檢測外，解剖病理科、核醫科、婦產部、神經醫學部、健康管理中心的醫檢師，也積極支援三重、八里、深坑、泰山、中和、鶯歌快篩站的抗原檢驗。

　　為減少高風險單位醫療照護相關工作人員，每 5 至 7 天定期核酸檢測鼻咽拭子的採檢人力，接受耗時費力的深喉唾液檢。

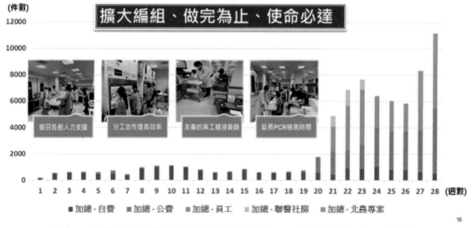

▲ 圖七　疫情嚴峻之際核酸檢測量急速增加，實驗室同仁的因應作為

三、抗體檢測安定人心

疫情下的實驗室除了積極核酸檢測，也同時進行 SARS-CoV-2 抗體試劑的評估及疫苗注射後抗體的產生，並公開分享抗體檢測結果：打完一劑疫苗 14 天以上的同仁有 86% 抗體陽性率，三週之後幾乎百分之百的人都測到抗體，打完兩劑的有四倍強度的抗體（如圖八）。傳播正面的訊息，鼓勵接種疫苗。

結論

亞東紀念醫院挺過第一波海嘯，臨床病理科自不落人後，成功的承接了來自各方大量的檢驗量，從後勤到前線，團隊的合作及努力及長官的支持仍是重要的關鍵，將戰備後的流程內化成常規，為下一波做準備。

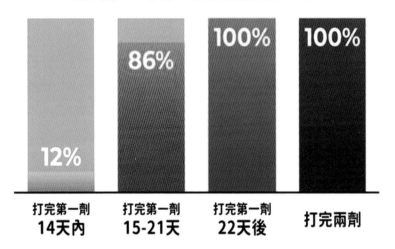

▲ 圖八　傳播接種兩劑疫苗後即有 100% 抗體陽性率的正面訊息，鼓勵接種疫苗

疫情當前
——醫院照顧服務員之管理

劉筱琪

亞東紀念醫院護理部督導

◗ 摘要

　　嚴重特殊傳染性肺炎（COVID-19）肆虐全球，該傳染途徑是透由人與人交互之飛沫傳遞與接觸傳染。醫療機構中照顧服務員亦是照顧病人重要陪病者，為避免人員流動所造成之接觸引發感染之破口，故本文旨在說明醫院照顧服務員相關之人力與人員流動管理、COVID-19 防疫教育訓練與照顧服務員之防疫管理，期望藉由本文內容可作為醫療照護機構在面對 COVID-19 防疫時，提供照顧服務員管理之參考。

◗ 前言

　　2019 的年底，嚴重特殊傳染性肺炎（COVID-19）無預警的侵襲全球，使人類生命受到嚴重的威脅，各國瞬間疫情升溫，而臺灣亦無倖免。2021年 5 月中旬，國內爆發了 COVID-19 社區感染與醫療機構之院感事件（衛生福利部疾病管制署，2021），全國面臨了前所未有的壓力與衝擊。由於COVID-19 疫情快速的傳播，國內外皆有長照機構之照顧服務員發生群聚之院感事件。

　　醫療機構中，除編制於機構之醫事人員、行政人員外，尚有照顧服務員之共同協作。然而照顧服務員的身分多屬複雜，相較於醫院所屬之常駐人員之感染防護的知識及訓練均較為缺乏與不足。為預防 COVID-19 疫情傳播，使醫院不淪為防疫之破口，機構內建置感控防疫機制並做好照顧服務員管理實為重要。

一、防疫管理

（一）照顧服務員人力與人員流動管理

1. 配合醫院政策，由職業安全暨總務處負責人員資料造冊，並加入員工 LINE Bot，由 LINE Bot 內填寫個人自主健康管理與 TOCC。

2. 因應出入境管理之邊境管制，盤點院內照顧服務員之移工人數，由外包公司主管主動向院內負責之業管單位回報。當出國入境者配合疫情指揮中心 14 天之居家檢疫隔離並每日自主健康管理與回報健康狀態。自主健康管理期間，如出現發燒、咳嗽、流鼻水等呼吸道症狀等應立即回報外包主管與業管，以利及時掌握照顧服務員身、心健康狀態並提供適切照顧安排與關懷。

3. 成立照顧服務員 LINE 群組：掌握疫情最新訊息及時回饋給所屬照顧服務員，以利掌握院內因應疫情之滾動式改變，如圖一。

（二）照顧服務員 COVID-19 防疫教育訓練

1. 防疫期間安排至少 3 小時之 COVID-19 感染管制與個人防護之線上教學與課程，如圖二。

2. 安排護理長講授與指導，正確洗手步驟、洗手 5 時機、口罩正確配戴與防護面罩使用注意事項，如圖三。

3. 宣導，如何維持安全之社交距離、因應疫情第三級警戒院區出入口管控與通道之分流管制以利了解與配合，如圖四。

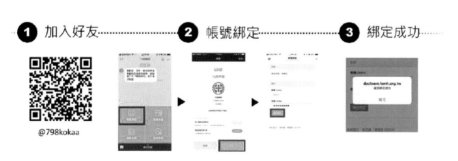

▲ 圖一　照顧服務員 LINE 群組

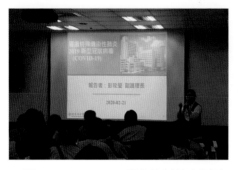
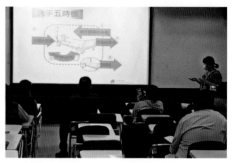

▲ 圖二　COVID-19 感染管制教育訓練　　　▲ 圖三　洗手 5 時機教育

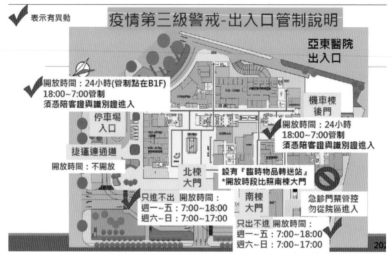

▲ 圖四　出入口管控與通道分流

（三）照顧服務員之防疫管理

1. 照顧服務員落實每日兩次之體溫量測與紀錄管理，如圖五。

2. 護理站每日以護囑行動車之 Barcode 讀取照顧服務員識別證（身分證），落實實名制及 TOCC 登錄與監測，如圖六。

3. 建置外包主管，自主健康管理系統之即時查詢，以利隨時外包主管掌握照顧服務員身體健康之狀況，如圖七。

4. 防疫期間，啟動主管關懷機制，每日以 LINE 群組提醒健康登錄，另外值班護理長巡房時予以健康關懷，如圖八。

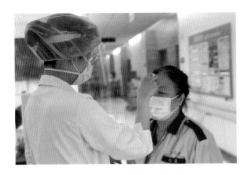
▲ 圖五　體溫監測

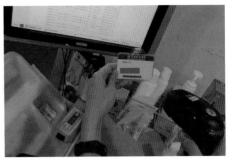
▲ 圖六　實名制及 TOCC 登錄

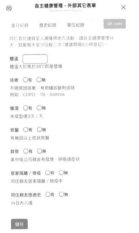
▲ 圖七　自主健康管理

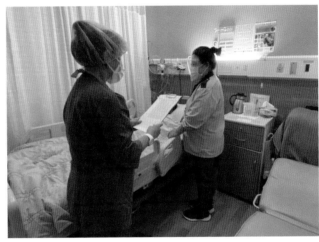
▲ 圖八　護理長健康照護關懷

　　5. 鼓勵 COVID-19 疫苗施打提升自我保護力，由業管單位提供員工疫苗施打之正面訊息，激勵同儕相互支持與鼓勵，如圖九至圖十。截至 9 月 30 日，目前院內照顧服務員施打 COVID-19 疫苗第一劑完成率 100%，第二劑完成率達 93%。

　　6. 「配合防疫、打斷傳播鏈，你我有責」，定訂陪病防疫規定，如加強防護落實洗手、減少無防護時人際接觸與共食（群聚）、禁止跨病房區活動、病房公共設施與衛浴環境、共同落實環境清消，在病室內也要戴口罩與勤洗手海報，如圖十一至圖十二。

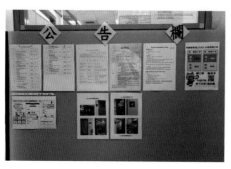

▲ 圖九　疫苗施打訊息

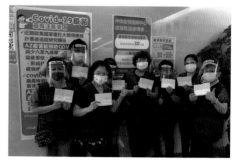

▲ 圖十　同儕疫苗施打

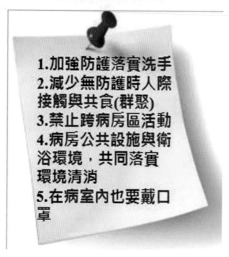

▲ 圖十一　病房防疫規範

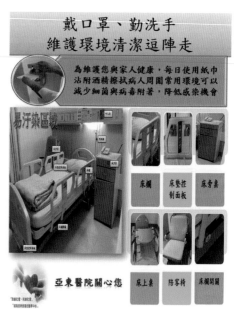

▲ 圖十二　維護環境清潔宣導

結論

　　COVID-19 疫情延燒時醫療機構不可失守，為了能使一線醫護人員能專心防疫，臨床上我們需要照顧服務員的協作與幫忙病人照顧。而為使院內防疫零破口，除醫療與行政人員外，外包協作之人員亦應一併列入規範與管理。「配合防疫、打斷傳播鏈，你我有責」，每一防疫的指引都攸關病人照

顧所造成之傳染與風險。醫院政策、防疫規範與教育訓練若能落實，才能成功防堵因疫所造成之院內與人員之感染。

　　由於照顧服務員與醫院多隸屬外包，流動性高且無直接聘僱關係，因此無論在人力管理或基礎照護教育常是一大困難與限制。但為了預防人員流動因素所造成醫院之防疫破口，建議機構與外包合約簽訂中應將人員管理、教育訓練與照護考核列入規範，由合約規範中共同協作管理，唯有如此才能有效管理與監控以避免造成防疫之破口與維護醫院之照護品質。

◗ 參考資料

衛生福利部疾病管制署（2021）·*衛福部桃園醫院事件*·取自 https://covid19.
　　mohw.gov.tw/ch/cp-5122-58855-205.html

疫情三級警戒下的社工服務與資源運用

熊蕙筠

亞東紀念醫院社會工作室主任

▶ 摘要

　　因新冠肺炎疫情影響下面臨的衝擊，最為嚴重的就是志工人力流失服務暫停或縮減，辛苦逐漸復原；無法辦理實體病友服務，社工室建置多元宣導方式，補充現有實體宣導不足與限制。確診病人臨床服務因家屬無法來院，社工也而逐漸轉型提供家屬替代性質服務；並成為社區各界捐贈的處理窗口，徵信工作與如何適切分配資源，成為重點。

▶ 前言

　　COVID-19 新冠肺炎爆發，中央流行疫情指揮中心宣布 2021 年 5 月 15 日至 7 月 27 日，臺北市、新北市為疫情第三級警戒。流行傳染病社會危機本質上高複雜度與急迫性，危機處理的上策是「順應時勢，主動求變」；成功的危機處理也會提升民眾與媒體對醫院的信任，在經營上，好的危機處理能力也會成為組織的競爭優勢。在社會大眾關心第一線醫療人員的同時，在醫院工作的醫務社工，也處於相同的風險威脅，社福領域也面臨著許多挑戰，但也因為疫情讓我們團隊關係更緊密，使我們更加成長。

一、志工人力運用

　　社會服務在疫情下面臨的衝擊，最為嚴重的就是志工人力。其中最關鍵的原因是大多的服務需要和服務使用者接觸，但由於疫情關係，不了解雙方的接觸史，難免雙方皆有擔憂。病房禁止訪視、活動停止辦理、一般就醫病

人迅速減少，社會新聞上呼籲「避免前往人潮擁擠的地方及接觸非特定人士」讓許多志工夥伴卻步。尤其當疫情的突襲進入三級警戒，使原先志工人力穩定的日常業務迅速減縮（如圖一），而造成服務困難的窘境，更造成社會工作者或相關人員的職責因此變得更繁重，相關單位日漸困擾。

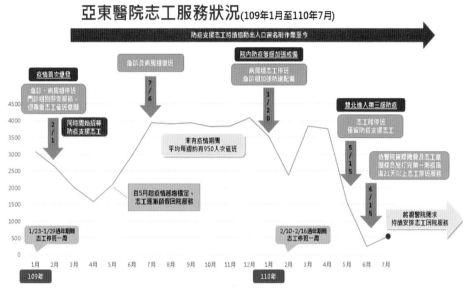

▲ 圖一　2020 年 1 月至 2021 年 7 月疫情期間志工出勤人數統計

疫情下志願工作人力運用原則

措施/作為	階段	A(升溫或趨緩)無國內社區個案	B國內社區零星個案	C國內(境內)社區傳播
行政	社工室	1.安排志工協助大門入口來院紅外線體溫監測、以電腦刷身分證/健保卡實名制讀卡作業及民眾出入口動線指引 2.志工隊正常排班服務	1. 安排志工協助大門入口來院紅外線體溫監測、以電腦刷身分證/健保卡實名制讀卡作業及民眾出入口動線指引 2. 維持門診區服務，減少急診志工及病房關懷訪視志工服務，執行值班志工自我健康管理監測	1.志工停止服務，僅留防疫支援志工協助大門入口動線指引 2.安排志工打疫苗，第一劑滿21天以上者，依醫院實際需要及志工意願媒合排班服務

在三級警戒中陸續安排志工打疫苗，至 7 月 21 日志工已施打第一劑疫苗比例占全隊 90%（如圖二）。防疫等級第三級以前志工隊人數為 777 人，截至 7 月 22 日共有 13 位辦理離隊，志工隊人數為 764 人。三級警戒中疫苗接種完第一劑滿 21 天符合回院服務條件的志工依醫院實際需要及志工意願媒合排班服務，7 月 31 日前已有 342 位志工恢復服務（如圖三）。7 月 26 日警戒降階後接種完第一劑滿 21 天符合回院服務條件的志工有 630 位，占志工隊現有人數 82%，因急診區、病房區、夜診、部分門診仍暫停服務，服務組別未停班，但表示仍暫時請假的志工有 41 位。

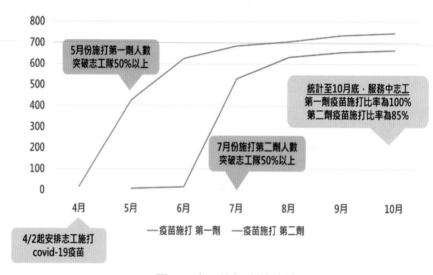

▲ 圖二　志工施打疫苗統計

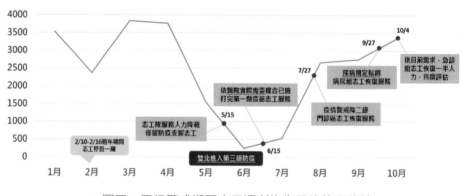

▲ 圖三　三級警戒期間志工逐漸恢復服務值班統計

二、社工服務因應

（一）確診病人社會工作個案服務

2021 年 5 至 7 月三級警戒亞東專責病房醫護照會社工確診個案服務共 25 案，住院期間照護無家屬到院，提供全方位照顧支持協助服務如下：

1. 住院期間生活物品需要，至院外協助家屬傳遞要給病人的生活物品至專責病房（如健保卡／換洗衣物），經濟困難者社工室免費提供照顧備品。

2. 協尋家屬確認主要家屬聯絡方式，確診病人皆由各地防疫所入院，因防疫問題無線上 119 可查詢病人入院地址，需要連繫衛生局或 110 勤務中心確認病人資訊、家屬隔離場所及聯絡方式。

3. DNR 簽署以平板視訊說明，傳同意書以電子版給家屬簽署，社工以紙本郵寄家屬，簽完後回傳。

4. 醫療費用在專責病房期間全額減免健保部分負擔，若病情穩定解除隔離至一般病房後即恢復部分負擔 10%。社工經濟補助評估先以電話及 Mail 了解家庭狀況，請家屬解隔後協助補提相關財稅資料，多數家屬因防疫考量拒絕進入醫院，社工需與家屬約定院外地點交付。

5. 無證件病人要協辦身分證件但戶政人員無法來院，無家屬者需檢附協尋家屬紀錄或公文發文戶政，約好時間社工親自至戶政申請，另一位醫院社工在病人旁視訊確認身分以核發。

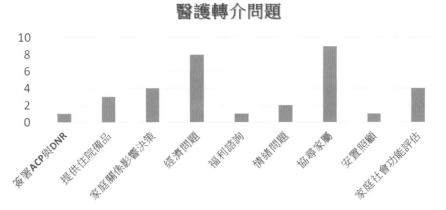

醫護轉介問題

▲ 圖四　醫護照會社工主訴問題統計

6. 無家屬出院安置問題協調難，多數長照機構拒收確診病人，故尋找曾爆發群聚感染的機構，需 PCR 2 次陰性。

7. 確診者死亡無家屬者以有名無主流程處理，先筆錄由警局協助，戶籍於雙北者協助家屬申請社會局慰問金補助 10 萬。

（二）提供確診病人代購服務

在傳統的醫療照護模式中，醫務社會工作主要在處理案主的疾病適應與就醫問題，目的在促使其與環境能建立良好的互動關係，使患者能夠順利就診。特別在疫情爆發初期，個案及其家屬被隔離，此時，社會工作者就扮演重要的支持者，確診個案住院期間社工提供代購生活所需服務，使個案能充分獲得支持。5 月 14 日至 7 月 8 日期間服務 46 位確診病人，購買服務 88 人次。

（三）新增疫情相關補助項目

因應疫情需要資源連結工作，社工室實施門診重症治療新冠肺炎快篩補助、清寒住院病人第二位家屬篩檢檢驗補助及確診住院病人清寒生活補助，

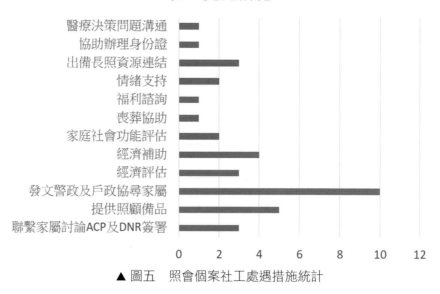

社工處遇措施

▲ 圖五　照會個案社工處遇措施統計

5月31日至10月26日補助6,683人次，補助金額1,595,850元。

（四）線上病友服務

另一方面服務卻也因為疫情而逐漸轉型，在疫情期間過往的直接面對面的病友服務活動模式轉變為線上服務，以直播衛教及定期LINE@推播關懷資訊為主，大幅減少人群直接接觸的機會。失智社區關懷據點停課，長照社區個管停止家訪以電訪為主，同時亦減少交通往返的時間。社區宣導活動停止，改以拍攝宣導影片或圖片方式，放置網站或Facebook粉專與民眾溝通。

（五）以影音協助醫院與社區溝通

協助拍攝一線人員服務工作紀錄，拍攝剪輯如集檢所、社區快篩及疫苗施打等服務影片，協作醫院「愛在疫情蔓延時，聽亞東說故事」直播節目，促進醫院與社區溝通。

三、慈善捐贈管理

社工室為醫院社會慈善捐贈連繫窗口，三級警戒中管理作為如下：

1. 對外公告捐贈管道，成立防疫專用基金，建立捐贈表單管理掌握捐贈物品到貨動態。

2. 參與醫院防疫會議收集醫院物資需要訊息，並報告溝通捐贈相關資訊。

3. 舉辦捐贈儀式發新聞、拍捐贈照片或拍攝感謝捐贈影片，寫院訊文章、社工Facebook粉專等傳播資訊（圖六）。

4. 捐贈徵信

(1) 每件捐贈均開立收據及感謝狀，登錄至捐贈管理系統。

(2) 成立防疫感恩專區網站連結醫院及社工室官網，公開捐贈明細，及時更新完善徵信（圖七）。

5. 物資分配管理：將捐贈物資分類交給相關單位分配管理運用，例如防疫物資及醫療儀器類交給資材，3C產品交給資訊處，如食品類則每週調查專責病房工作人員數每天分配餐點，有多的捐贈則全院其他單位輪流分配。

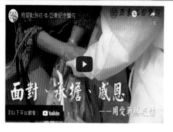 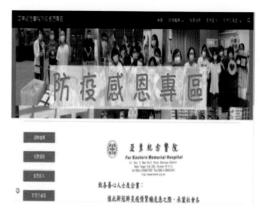

▲ 圖六　感恩影片　　　　　　　　▲ 圖七　防疫感恩專區

捐贈來源因素分析如下：

⑴ **政府單位統籌資源分配**：如正壓採檢亭、呼吸器、組合式負壓隔離艙。

⑵ **企業社會責任主動捐贈**：如台積電零接觸防疫採檢站、台達電 U+ 抑菌艙。

⑶ **與醫院關係良好者支持**：如關係企業、病人回饋、志工、同仁親朋好友、合作廠商。

⑷ **醫院防疫表現社會認可者**：如照顧重症比例高、疫情熱區、服務正向新聞。

⑸ **捐贈服務回應及溝通品質**：如有感恩網站公告、收據、感謝狀、捐贈新聞。

醫療財團法人醫院是非營利組織，尤其醫學中心具有公信力及服務的專業性，捐贈者通常是基於信任、認同、與意義感而熱情傾囊捐贈。在三級警戒這段時間本院收到社區豐富的支持，5 月 17 日至 7 月 20 日共計 1,418 筆捐贈，捐贈種類與數量眾多。期間捐贈新聞露出 45 條，觀察若有醫院服務正向新聞事件發生時會造成捐贈高峰（如圖八）。

而在勸募捐贈物資時如何在需求與供應間取得適切聯結的問題，有時捐贈貨物到院的時間較晚、量太多、品項不合用、種類太集中等問題，要恰恰好難度極高。但是最為重要的是短時間，真的能確保資源運用的有效性和公

正性？狀況發生後能夠短時間內明確的提出所需的捐贈項目，完成資源的彙集？經費使用在何種工作上才能為捐贈者接受？簡言之，要能具體落實服務輸送之可靠性和可行性，若將捐贈經費與物資的受理權和分配權區分，捐贈大致運用可以獲得「公信」，但不一定是受益對象認為真正得到實際需要的幫助。

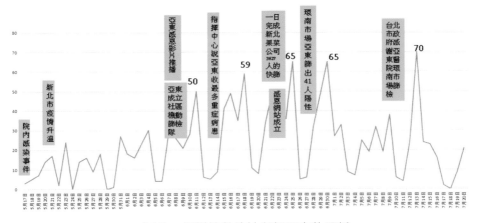

▲ 圖八　捐贈筆數統計與新聞事件關係

類別　**設備類**

品項

移動式冷氣機、防疫採檢站、監視攝像頭、空氣清淨器、紫外線雙臂殺菌
車、掃地機器人、筆電、平板、臭氧機、電風扇、U+ 抑菌艙、組合式負壓
隔離艙、零接觸防疫採檢站、冰箱等

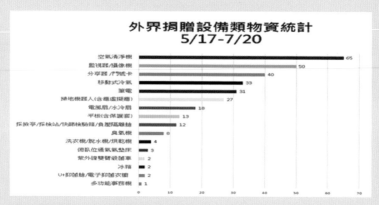

類別　**醫療儀器類**

品項

ZOLL 移動式呼吸器、高流量氧氣鼻導管全配系統、PAPR 動力式呼吸防護機
組、電子影像喉頭鏡、藍牙行動連網血氧機額溫槍系統、經鼻高流量加熱式
呼吸加溼器供應系統、製氧機、血氧機、血壓機等

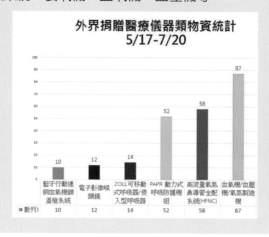

Donated materials

類別 **防疫生活類**

品項

防疫用品：隔離衣、防護衣、N95 口罩、鞋套、網帽、護目鏡等

生活用品：有氧趴睡墊、枕頭、T-shirt、精油、護手霜、沐浴乳、消毒清潔
用品等

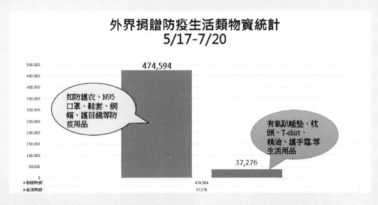

類別 **食品類**

品項

便當、早餐、點心、飲料、冷凍食品、營養保健品、餐券等

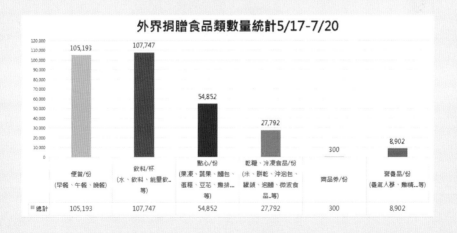

◗ 結論

　　後疫情時代即將來臨，社會服務領域的我們思考，過去的服務模式是否有改善空間？在傳統的醫療照護模式中，醫務社會工作主要在處理病人的疾病適應與就醫問題，目的在提供社會支持促使其與環境能建立良好的互動關係，使病人能夠順利就醫。因新冠肺炎疫情影響下無法辦理實體病友服務，宣導及衛教方式更趨向於電子媒體宣傳及資訊設備之運用，社工室建置多元宣導方式，補充現有實體宣導不足與限制。服務也因為疫情而逐漸轉型，在疫情期間過往的直接面對面的服務模式轉變如下（圖九）：

　　1. 從實體溝通關懷面訪，新增線上諮詢服務，強化服務的即時性。

　　2. 提供無家屬到院全方位照顧支持服務。

　　3. 推動線上衛教宣導，實體病友團體轉化為社群經營模式，打破時空限制。

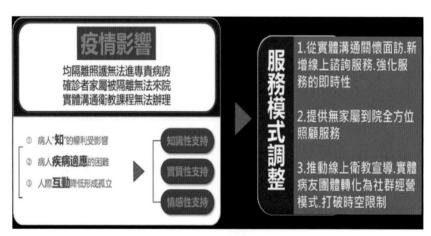

▲ 圖九　服務模式調整

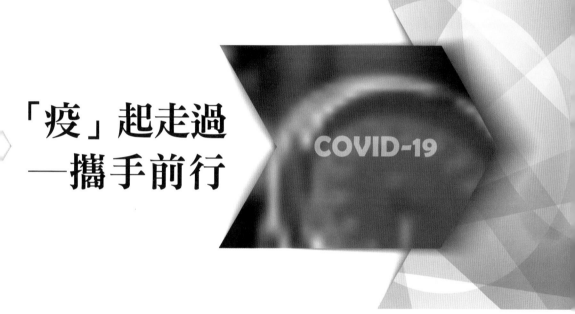

「疫」起走過
——攜手前行

COVID-19

門前整合計畫

林子玉

亞東紀念醫院醫務副院長

☾ 摘要

疫情期間，很多無症狀患者會來醫院進行醫療行動。打斷傳播鏈會是防疫的首要任務。在疫情流行當下，透析患者仍需繼續在醫院進行治療，因此需要每週針對透析患者進行篩檢。此外，仍有許多醫療行為接觸超過 15 分鐘的患者也需要執行 COVID-19 快速篩檢來避免院內傳染，於是建立了門診前篩檢業務。

在社區疫情爆發時，往往需要進行大規模篩檢，找出可能的患者。這時候就需要調動醫院篩檢站的工作人員，執行高效率的臨時篩檢任務。但是，在疫情結束後，這些工作人員必須立即回到醫院的工作崗位上。

因此，篩檢站的工作逐漸轉變為門診模式。這種集成模式必須整合所有篩檢內容，包括門診抗原快速篩檢和住院前聚合酶連鎖反應（PCR）核酸檢測。這些篩檢的執行也由醫護團隊的當場施作完成演變成制度化的院內臨床病理科施作並由檢驗報告系統輸出。

☾ 前言

自 2021 年 5 月起，國內爆發社區感染，確診與重症個案急速上升，尤其是在人口密度度相當高的新北市地區，亞東紀念醫院在這時也承載大量的感染重症患者。雖然院內的醫療服務量迅速的降載以防堵院感事件，努力打斷傳播鏈的同時，仍有一群對醫院有著剛性醫療需求的病人，即為洗腎病人。在當時，很快的已經有中小型洗腎機構陸續傳出群聚確診的消息，當下也同時體認到亞東負擔相當新北洗腎病人的量能，一旦爆發群聚感染，對於

疫情影響重大。因此，當時院內防疫應變會議召集人於會中強烈要求洗腎室落實洗腎病人及陪病者的普篩，並且也預告門診檢查和住院陪病者普篩是未來重要的檢疫重點。

一、院內門診前抗原快篩設置

　　快篩站的設置主要有幾個考量要點，分別是篩檢地點、篩檢時間、人員募集、篩檢對象、軟硬體設置。就篩檢地點考量，初步考量是在開放空間執行篩檢，通風又可以遮雨，也依據政府公布社區篩檢站設置規範作為參考。

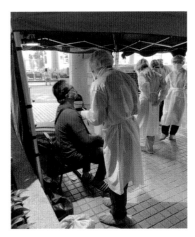

　　在篩檢時間上，起初必須配合洗腎病人時間，在洗腎前就需執行抗原快篩，因此早上 6 點便開始執行到晚上 6 點，以因應三班洗腎病人，但因為洗腎病人採取每週抗原快篩 1 次原則，因此在後續幾週的過程中，逐步調整讓工作團隊回歸較正常的 8 點開始篩檢（如圖一至圖三）。

　　在人員的募集中，先設定好篩檢團隊人員的角色，主要分配工作為初評人員、

▲ 圖一　初期在帳篷幫民眾篩檢照

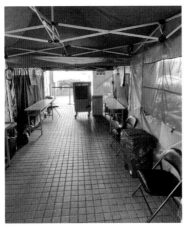

▲ 圖二　初期篩檢帳篷的設置

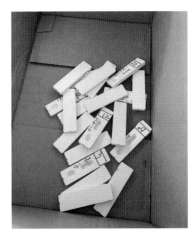

▲ 圖三　已經完成的篩檢盤

批價掛號人員、篩檢醫師、檢驗操作與報告輸出人員、引導人員，所有人員的裝備均需依照疾病管制署所公布之防護規定穿著。初評人員主要工作是確定來受檢民眾的身分與受檢時機是否正確，以加速批價掛號的醫療事務人員，在完成後便由引導人員帶至開放空間執行篩檢，篩檢醫師依照篩檢指引執行鼻咽部檢體採檢，採檢後檢體棉棒就依照各家衛福部所通過的快篩試劑施作流程開始施作，報告輸出後再由引導人員告知受檢民眾，陰性則可執行

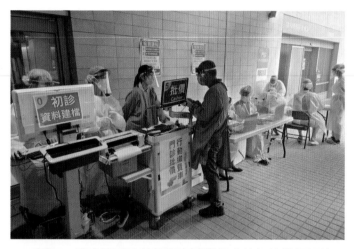

▲ 圖四　醫事課以及其他醫療團隊組成的初篩批價櫃檯

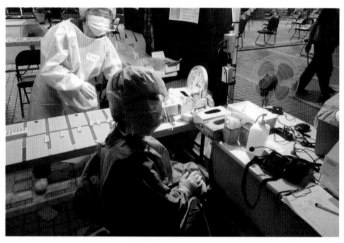

▲ 圖五　協助快篩操作的專科護理師

醫療行為或檢查，陽性病人則依照疾病管制署以及新北市衛生局，規定接受再確認 PCR 核酸檢測以及居家或檢疫所隔離等待結果。

　　初評、掛號以及批價人員的募集以行政及護理人員為主，引導及場控人員以護理人員為主，從採檢、施作到判讀則由醫師、專科護理師、醫檢師共同協作完成。疫情上升初期，許多原本非專責的醫護同仁便陸續支援各專責單位，篩檢工作也是其中之一，因此募集了各個非專責照護單位的醫護、行

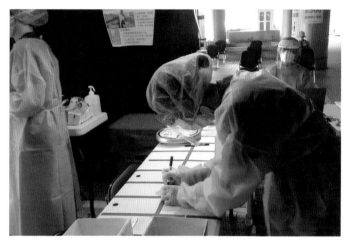

▲ 圖六　篩檢協作的醫師與護理師

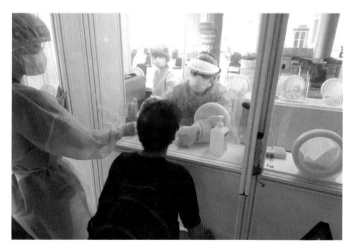

▲ 圖七　接受捐贈的篩檢亭執行快篩工作

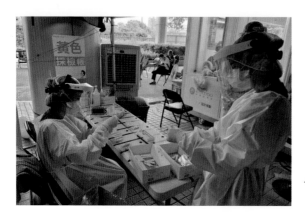

◀ 圖八　現場仍有專科護理師協作快篩工作

政人員來共同完成門診前抗原快篩的工作。

　　而受篩檢的對象起初是依照指揮中心匡列原則，只要有可能接觸超過15分鐘以上執行醫療行為，且因未穿著足夠防護裝備而有感染疑慮的醫療行為以及檢察，均需對病人執行抗原快篩。

　　施作過程中的軟硬體整合就顯得相當重要，總務、工務、資訊、行政等部門的資源整合利用與協調，在這時也突顯一定的重要性（如圖四至圖八）。

二、院外快篩任務

（一）社區臨時性篩檢任務

　　6月初，在新北市金山的家庭群聚感染，開啟了臨時性的社區篩檢任

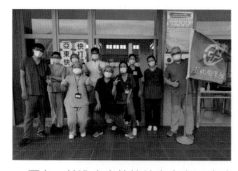

▲ 圖九　前進金山篩檢結束大家汗流浹背

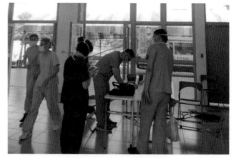

▲ 圖十　篩檢開始前的設置準備工作

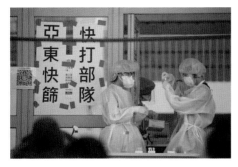
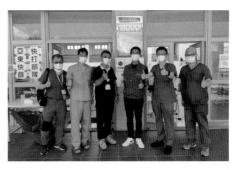

▲ 圖十一　篩檢過程中護理師及醫檢師
共同協作完成

▲ 圖十二　來自院長、衛生局、區公所
長官們的重視，前來慰勞辛苦的大家

務。因發生群聚感染事件，到匡列範圍，甚至社區篩檢，都有一定的時效
性，當時參考了疾病管制署的社區篩檢站設置原則，在接獲消息後立即到現
場場勘並規劃動線，同時也必須連繫衛生局領取篩檢物資，也在醫院整備需
要的軟硬體及募集整個篩檢團隊。透過跟區公所的合作，當地民眾的配合，
以及衛生局的協助，篩檢團隊成員的合作，共同完成了兩日金山的篩檢任
務，分別施作 432 個以及 599 個抗原快篩，一共 182 個 PCR 核酸檢測，也
有找出 2 個陽性個案（如圖九至圖十二）。

（二）長照機構臨時篩檢任務

在長照中心密集度高的新北市陸續有個案發生，透過社會局以及衛生局
的連繫下，篩檢團隊出動執行抗原快篩以及 PCR 檢體的收集。出動原則以
4 到 5 個人為一個團隊，其中就包含了醫事人員幫忙登錄篩檢資料，其餘醫
護人員共同現場採檢以及協作完成。所有的施作採檢人員還是著裝二級防護
裝備進入病室內完成採檢。總共在兩天內完成 3 個長照中心的採檢，總共有
115 例的抗原快篩現場完成以及 PCR 檢體帶回醫院臨床病理科施作（如圖
十三至圖十六）。

（三）大規模市場人員篩檢

因為臺北農產公司陸續發生幾起陽性個案，引起雙北各個市場人心惶
惶，加上各攤商有生意來往的也不只有單一批發市場，當時新北市政府為防
範市場成為防疫上的破口，在衛生局與醫院討論後，將對市場人員施作大規

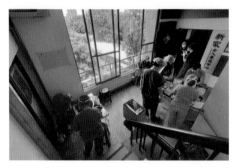

▲ 圖十三　在新店安養中心的半開放空間籌備篩檢過程

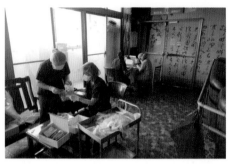

▲ 圖十四　在板橋安養中心執行快篩準備工作

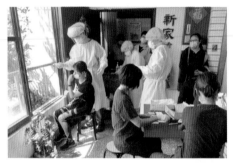

▲ 圖十五　新店安養中心執行快篩情形

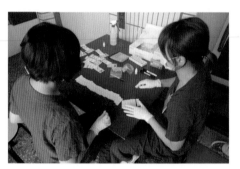

▲ 圖十六　現場施作快篩作業

模的篩檢工作，參考了疾管署的企業快篩指引，進行場地勘查與布置，並設定好篩檢動線，以預防篩檢過程中產生的群聚感染。在新北兩個果菜市場，出動了各約不到 20 人的團隊，協力完成各 1,445 及 2,182 人次的抗原快篩任務。團隊組成由醫事掛號登錄人員協助將民眾資料輸入電腦並產生流水號，再請病人依照流水號完成採檢，採檢完成立即現場由醫護團隊共同施作完成，報告也同時輸出。

　　然而，陸續在臺北市其他市場有陽性個案的發現，後續前進臺北市環南市場協助 PCR 核酸採檢，這次因應 PCR 的大量檢測，先行場布與動線規劃，以避免施作過程中造成的群聚感染。採集檢體後，便將分批將檢體送回醫院臨床病理科施作，第一次的環南市場 PCR 篩檢工作花費了約 8 小時的時間，完成了 2,785 個 PCR 檢測，所有的結果也在 1 天內輸出，這一次篩檢有 41 個陽性個案。

在 1 週後同樣也在環南市場施行第二次的 PCR 核酸檢測，確實檢討了前面幾次流程的失誤，包括更優化資訊系統、提早造冊受篩檢民眾、改善民眾動線與施作流程、加強人員操作訓練與確實編隊。在有效率的執行下，8 個小時的篩檢時間中，完成了 2,422 個 PCR 篩檢，這次只剩 3 個陽性個案。

在幾次的市場篩檢中，不管是在整個流程上、人員安排上、場地硬體上、軟體條件設置上，甚至是從抗原快篩至 PCR 核酸檢測的流程上，密集的開會與應變，行前資源的整備與人員的訓練，都是建構起能完成大量篩檢不可或缺的條件。然而在篩檢結束後，所有的參與工作人員均施作定期性的高風險篩檢與落實自主健康管理（如圖十七至圖二十一）。

（四）整合醫院門診前抗原快篩以及住院前及陪病 PCR 核酸檢測

在疫情趨於緩和時，篩檢工作仍然有著一定的角色，畢竟在社區感染事

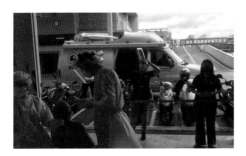

▲ 圖十七　篩檢團隊於板橋果菜市場執行快篩

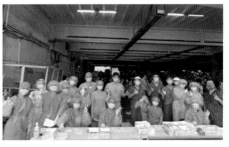

▲ 圖十八　篩檢團隊在三重果菜市場執行快篩

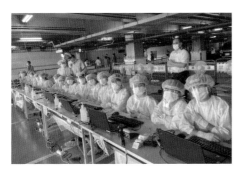

▲ 圖十九　環南市場執行篩檢掛號登錄櫃台

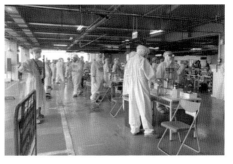

▲ 圖二十　環南市場執行篩檢狀況

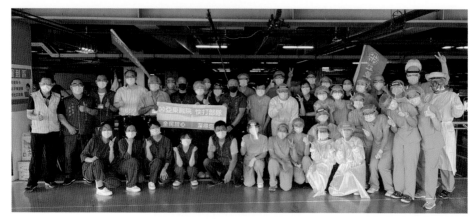

▲ 圖二十一　篩檢團隊於環南市場執行篩檢後與市場工作人員合照

件後，疫苗未能完全普及，以及國外變種病毒的威脅下，可靠的篩檢仍是醫院打斷傳播鏈，防杜院內感染的重要工作之一。

　　臨床業務隨著疫情減緩也逐漸增加，原來在徵召至篩檢團隊的各醫療單位成員也回歸科部正常運作的工作，但篩檢的業務也沒有因此而鬆懈減少，此時便會開始思考轉換成較為長久穩定的經營方式，將篩檢門診化。

　　門診化的過程，逐步因應中央的篩檢政策，如住院前的 PCR 核酸檢測、執行門診檢查或手術的抗原快篩、探病者需持有快篩陰性證明得以進入病房等規定，將這些篩檢工作用門診的方式執行，排定門診醫師及護理師，執行採檢後定時分流將檢體送至臨床病理科施作，並透過醫院內部的實驗室檢查報告系統發布篩檢結果，同步發送篩檢結果簡訊給予受採檢者，在病人健保系統中的健康存摺也同步更新篩檢結果，讓民眾不只是可以在院內執行醫療業務時可查詢到，即使是在外部社區查驗也可以提供施作證明。

◗ 結論

　　對於疫情的波動不可大意，因此在整合篩檢門診化的過程中，仍是不斷的整備未來可能面對的各種篩檢任務。同時，篩檢業務的效率化以及人員精簡化也是讓整合篩檢後重要的工作，不斷在過程中以顧客的角度來面對篩檢工作，減少整個團隊成員中的摩擦力，讓篩檢成為醫療復歸過程中的重要工具。

COVID-19 疫情下緊急醫療情境的改變

范傑閔

亞東紀念醫院急診醫學部副主任

◗ 摘要

COVID-19 疫情期間，面對可能的無症狀感染者，對於緊急需至急診的病人處置，是一大壓力及考驗。善用適當的決策輔助工具：快速核酸聚合酶連鎖反應（rapid PCR）及快速抗原檢測（快篩）。兩種方式各有優缺點，要使用哪種快速篩檢工具，則要視各家醫院感控政策而定，沒有一定的好跟壞。在急性冠心症方面，如果是確診者或高度風險疑似者，以藥物治療及靜脈血栓溶解劑使用為主。急性腦中風方面，改變流程，減少神經內科醫師到急診的機會，並提供其足夠進行自我防護準備的時間，外院轉診者，善用運送車程時間，同時進行病毒核酸檢測。重大創傷方面，如果病況危急，直接進入專用手術室，並由著高防護裝備的醫護人員，進行緊急手術。高危妊娠／急產部分，利用產房為一人一室的先天優勢，有效進行篩檢結果未明前的隔離。

◗ 前言

COVID-19 自 2020 年造成全球大流行，臺灣於 2021 年 5 月亦出現大規模的社區感染。此病的特徵是存在有不少的無症狀感染者，因此讓病毒有機會隨著其他原因住院的病人，進入醫院內，進一步引起後續的院內感染事件。雖然現階段的醫療政策是所有住院病人均需完成病毒核酸檢測陰性後，才能進入一般病房，但傳統核酸檢驗花費時間長，大多需要 4 至 5 小時的檢驗時間，對於有緊急醫療需求的病人，等待檢驗結果陰性後才進行醫療行為

並不切實際，不但會延長處置時效，影響相關指標表現，也會有病人安全疑慮；若每個緊急傷病人都當成確診個案，以最高規格防護來進行處置，對於醫療人員及環境空間能量，也是一大壓力及考驗。因此，對於緊急醫療能力分級評定中的急性冠心症、急性腦中風、重大創傷及高危妊娠／急產為例，說明亞東紀念醫院的應變方式，供其他醫院參考。如何在保障病人最大利益及避免造成後續醫護人員或醫院環境汙染，並沒有標準答案，要如何進行，必須要多方討論，尋求最大共識。

一、COVID-19 疫情下緊急醫療情境的改變

在進入分項介紹之前，先給大家一個小建議：善用適當的決策輔助工具。緊急傷病人到達醫院的第一站多是急診，也必須在急診先完成初步穩定及相關檢查檢驗，因此在這段時間內，如果有適當的檢測工具，能快速的篩檢出 COVID-19 病人，對於後續接手單位，能減少許多不必要且可能防礙醫療處置的防護。這類快速篩檢工具，最常使用的是快速核酸聚合酶連鎖反應（Rapid PCR）及快速抗原檢測（快篩）兩種（圖一）。

Rapid PCR 準確性高，約 20 至 30 分鐘就有結果，但成本也相對高，且一次一台機器只能檢驗一個檢體，當機器量不足時，一樣無法達到快速篩檢的目的。至於快篩，則是便宜且可於臨床端自行進行，約 15 至 20 分鐘就有結果，但缺點是有一定程度的偽陰及偽陽性，在使用上仍需注意病人染病的風險。至於要使用哪種快速篩檢工具，則要視各家醫院感控政策而定，沒有

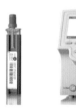
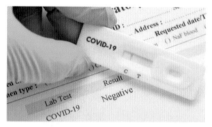

快速核酸聚合酶連鎖反應
Rapid PCR

快速抗原檢測(快篩)
Rapid Antigen Test

▲ 圖一　快速核酸聚合酶連鎖反應及快速抗原檢測

一定的好跟壞。

（一）急性冠心症

　　對於急性冠心症的處置，最重要的就是及時進行心電圖檢查及對於 ST 段上升型急性心肌梗塞（STEMI）的病人，能儘速完成冠狀動脈血管再灌流。針對疑似急性冠心症病人，於急診檢傷處進行快速心電圖檢查的篩檢流程：傷心指數。傷心指數主要有 4 個項目，加總分數達 2 分的，就有可能是急性冠心症，必須先進行心電圖檢查，再給醫師看診，分數如達到三分的，則高度疑似，檢傷後直接進入急救室進行心電圖檢查（圖二）。

　　如果心電圖檢查結果顯示為 STEMI，在照會心臟內科醫師時，同時進行快速 PCR 採檢。心臟內科醫師到達急診再次評估病人及安排緊急心導管，通常這段的等待期間，快速 PCR 的結果也已出來，如果是陰性，則將病人送至心導管室進行冠狀動脈介入術。如果結果是陽性，則依中華民國心臟學會 2020 年因應新冠肺炎疫情提出的治療指引，在無禁忌症的情形下，先給予靜脈血栓溶栓術。對於非 ST 段上升型的 ACS 病人，則以藥物治療為主要選擇（圖三）。

（二）急性腦中風

　　疫情前，對於疑似腦中風的病人，已建立一套自檢傷開始啟動的完整快速檢查流程：急性腦中風（Door-to-Needle, D2N）流程，如圖四。

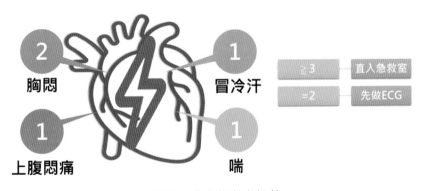

▲ 圖二　傷心指數之評估

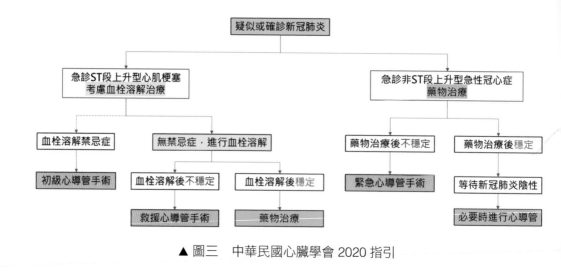

▲ 圖三　中華民國心臟學會 2020 指引

　　過去神經內科醫師接受到 D2N 流程啟動的簡訊時，就會立即到達急診協助評估病人，並於電腦斷層室即時判讀影像檢查結果並決定是否同時完成電腦斷層動脈攝影（CTA）。在疫情期間，急診屬於高風險區，應減少人員出入，而且進出急診個人防護的穿脫也相對費時及資源耗用，因此，疫情期間，D2N 流程進行部分更動。對於初步電腦斷層影像為非出血性腦中風者，一律同時進行 CTA 檢查。神經內科醫師則於腦部影像完成後，先進行影像判讀，若為出血性腦中風，則神經內科醫師就不用急著到急診，由急診直接先照會神經外科醫師即可。另外，對於疑似急性腦中風病人進入 D2N 流程時，急診就會先進行快速 PCR 採檢，若病人是非出血性腦中風，經神經內科醫師評估後，需進行靜脈血栓溶解術，因是在急診內進行，快速 PCR 結果並不影響處置，所以可以在未有結果前進行，若病人需執行動脈取栓術，則在等待導管室通知期間，快速 PCR 結果亦已出來，可以提供影像醫學科進行動脈取栓術時個人防護等級參考。對於外院預轉本院進行動脈取栓術的病人，若對方醫院可進行快速 PCR 檢驗，可以請對方醫院進行完採檢動作後，立即讓病人轉院，轉院車程階段若已有 PCR 結果，則利用傳真或通訊軟體將結果通知本院，提供本院進一步處置時參考。

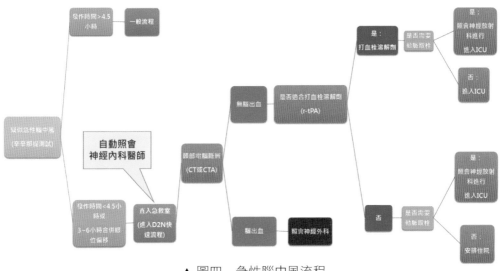

▲ 圖四　急性腦中風流程

（三）重大創傷

　　重大創傷病人進入急診後，在進行相關的急救措施時，同時進行快速 PCR 採檢。因為部分重大創傷病人生命徵象不穩，需進行傷情控制緊急手術，若 PCR 結果未出來，則以專用手術室，手術參與醫護人員以最高防護規格進行手術。

（四）高危姙娠／急產

　　對於高危姙娠病人到達急診，疫情前檢傷掛號系統即會自動照會婦產科醫師，若急診醫師看診後，認為需立即照會婦產科，則會再次電話通知婦產科醫師，並讓病人至產房由婦產科醫師後續處置。疫情後，病人則在送上產房前，在急診進行快速 PCR 採檢，再送至產房（一人一室），婦產科醫師則以高規格防護裝備處置。對於急產病人，若胎兒未產出，則直接送入產房（一人一室），由婦產科醫師進行快速 PCR 採檢，後續母親及新生兒的處置（圖五）。

急診先進行COVID-19快速
PCR檢驗
如須待產
進入一人一室待產室

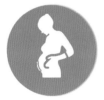
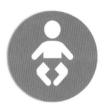

所有新生兒一律進行
住院COVID-19檢驗

結果未出來前
以高防護裝備進行生產

若母親為陽性個案
新生兒進行隔離
三日後再次採檢

▲ 圖五　高危娠妊／急產流程

☾ 結論

在 COVID-19 疫情期間，對於緊急醫療病人的處置，會因為流程改變，如何在保障病人最大利益及避免造成後續醫護人員或醫院環境汙染，必須要多方與相關科別討論，尋求最大共識。

COVID-19 來襲下手術室的因應

陳詠真[1]、謝嘉芬[2]

亞東紀念醫院護理部護理長[1]、督導[2]

摘要

COVID-19 帶來的威脅改變了全世界原有的步調，對於手術室而言，不僅僅是常規業務受到影響，也不斷考驗著所有同仁的因應能力。從工作同仁的防護措施、自主健康管理、鼓勵疫苗接種、環境的準備與管控、相關用物準備，一直到病人手術的動線與安排、手術過程中注意事項、人力重新調整予支援等，經歷單位內與跨團隊的溝通，期望藉由本文內文可作為醫務機構手術室在疫情下之因應措施。

前言

養兵千日用在一時，面對詭譎多變的 COVID-19 疫情，如果沒有平日對於傳染病相關的教育訓練與學習，容易形成防疫的破口與隱憂，加上手術室進出人員眾多，影響層面不容小覷，因此我們小心翼翼且迅速完整地進行每一步的規劃，透過多元的方式宣導與訓練，不斷檢討修正，完成下列各面向的準備，期許同仁能夠在疫情的威脅下，正向地面對各種挑戰，健康的完成任務，最重要的是給予所有病人與同仁一個安全的手術過程。

一、工作同仁防護措施

（一）員工自主健康管理

手術室進出人員眾多，平日進出約 200 到 300 人次，醫師、護理師、麻醉醫師、麻醉護理師、專責護理師、外科助理、服務員等，在自主健康管理部分，遵循醫院規範，每日上班前需於系統上登錄（圖一），若於連假至人潮擁擠地方活動，請自主健康管理 14 天，鼓勵每天至少回報 2 次，如有相

關接觸史，請主動告知主管或聯絡感染管制中心。若有異常，如同仁身體不適、請假，亦會在手術室護理主管 LINE 群組即時反映並處理。

（二）疫苗注射　主動關懷

透過群組向同仁宣導施打疫苗之重要性，即時回答同仁對於疫苗的疑問，配合疫苗注射，關懷同仁讓大家有休息的機會，目前兩劑施打率於 8 月已達 100%。

（三）加強同仁教育訓練　多元方式宣導

1. 除院內網站設置亞東防疫專區，相關課程亦能於 E-learning 學習方便取得（圖二）。

2. 訂定 COVID-19 相關文件，置於雲端供同仁參閱：

⑴COVID-19 ECMO 標準作業流程。

⑵ 確診嚴重特殊傳染性肺炎病人轉送路線。

⑶ 手術室 COVID-19 簡易流程。

⑷ 手術室 COVID-19 應變措施流程圖。

⑸3 樓手術室外 COVID-19 病人作業流程。

⑹3 樓手術室—隔離手術房配備設置。

3. 製作簡易清楚之海報（圖三），將流程標準化，增加圖示說明，讓同仁能清楚並加以遵循。

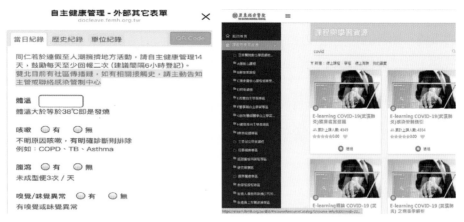

▲ 圖一　員工自主健康管理　　　　　▲ 圖二　E-learning 學習

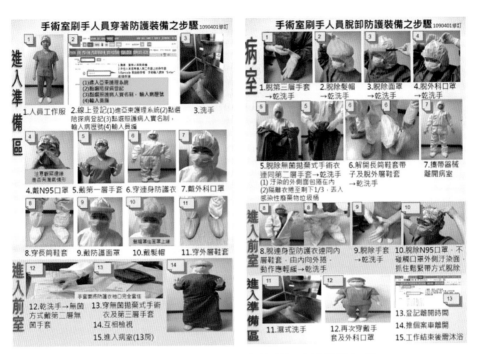

▲ 圖三　製作手術室人員穿著脫卸防護裝備海報

4.落實同仁防護訓練，在COVID-19疫情警戒標準升至二級時，除原需配戴外科口罩外，照護病人時需加上防護面罩。若遇疑似或確診COVID-19需進行手術病人，需依標準防護裝備進行手術。期間除觀看穿著脫卸防護衣影片（圖四），且皆需進行穿著脫卸防護衣之練習。同時對於確診個案需手術之動線進行實地演練，以增加同仁之因應能力。

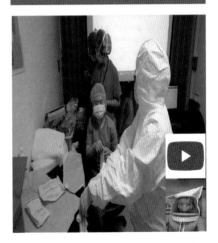

▲ 圖四　穿著脫卸防護衣實際演練

二、環境及人流管控

（一）環境管控

1. 員工用餐區，手術室用餐區進出者眾多，我們將排距拉開，每個座位一律置放隔板（圖五），調整用餐時間從三梯增加到四梯次，另協商麻醉部增加用餐場所，以分流人員，同時提醒同仁用餐時嚴禁交談，用餐結束即應戴上口罩。餐後由清潔人員進行隔板清潔工作。

2. 加強服務員環境清消頻率，提醒同仁需加強之部分，增設酒精置放處，便利同仁取用（圖六）。

（二）人流控管

1. 非本院手術室人員，依疫情嚴峻現況調整，嚴格禁止進入手術室，若因病人病情需要需進入者，依規範應持 7 日 COVID-19 核酸檢測（以下簡稱 PCR）報告，落實實名制。

2. 住院手術：依原先手術通知流程進行，由控台人員依序安排。

3. 門診手術：門診手術病人之篩檢，依疫情變化調整，手術前需有 PCR 或快篩陰性報告方能進行。同時宣導減少陪病者，門診手術病人與陪

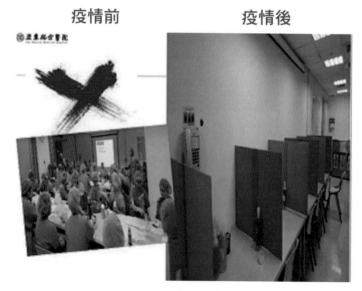

疫情前　　　　　　疫情後

▲ 圖五　用餐區增設隔板

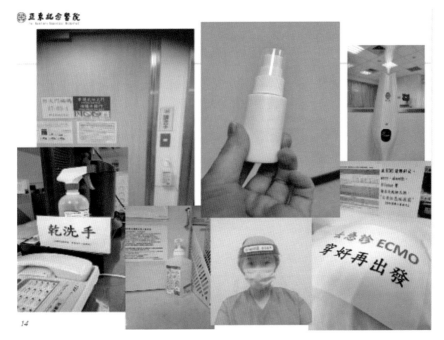

▲ 圖六　增設酒精置放處

病者，入手術室前一一確認相關旅遊史（TOCC）與快篩結果（圖七），檢驗結果尚未確認者，不得進入。控管人流，張貼公告，提醒病人至多有 1 名陪病者，且應依手術時間報到者，避免群聚（圖八）。

三、手術室動線與設備清消

　　對於疑似或確診 COVID-19 需進行手術病人，我們參照衛生福利部疾病管制署（2020）公告之「疑似或確診 COVID-19（武漢肺炎）病人手術感染管制措施指引」、國外經驗與手術全期會員協會（Association of Perioperative Registered Nurses, AORN）相關建議，召集相關單位進行討論，包括手術室管理委員會、麻醉部與手術室跨科會會議、產婦呼吸道感染生產照護方式討論會議等，制訂本院相對因應措施：

（一）手術執行原則

　　1. 非緊急性手術應延後至解除隔離後再執行。

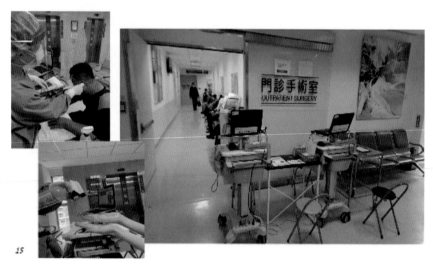

▲ 圖七　病人報到，落實實名制

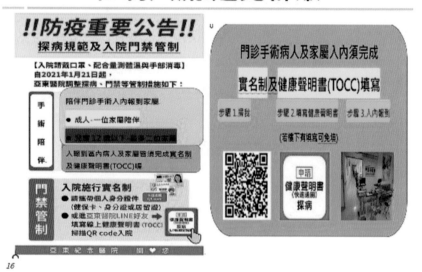

▲ 圖八　門診手術病人控管

2. 手術安排在當天的最後一台刀。

3. 手術房的位置儘量安排於動線人流較少的區域，以本院為例，安排在手術室最右方之位置（圖九）。

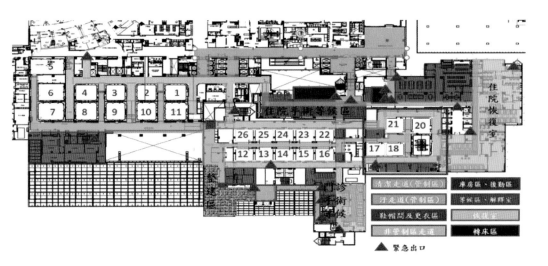

▲ 圖九　規劃疑似或確診 COVID-19 病人手術區域

（二）環境與設備

1. 手術房內非必要的設備應先儘量移動至該手術房外，無法移動固定設備以可拋棄式罩蓋包覆，術後移除罩蓋（圖十）。過程中產生之廢棄物，參閱醫療機構因應 COVID-19 感染管制措施指引，依感染性廢棄物處理辦法執行，丟棄於適當的容器或袋子，確保不會溢出或滲漏，處理廢棄物的人員應依建議穿戴適當的個人防護裝備。

2. 使用密閉式抽痰系統 （closed system）。

3. 採取可拋棄式醫材器械或醫材，如拋棄式呼吸器管路裝置、拋棄式手術衣及布單等。

4. 為便利同仁需要時完整準備用物，設置 COVID-19 設備專區，將相關準備品項集中備妥，以利同仁便利取用（圖十一）。

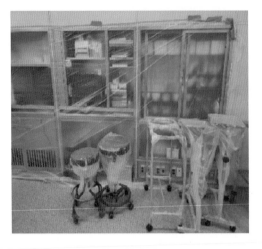
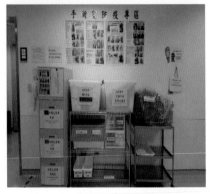

▲ 圖十　無法移動固定設備以可拋棄式罩
蓋包覆

▲ 圖十一　COVID-19 設備專區

（三）手術房間之選擇

　　依據指引，應以使用具負壓前室的正壓手術房為優先，其次為具有正壓前室的負壓手術房。建議於門板上設置高效率過濾網〔high-efficiency particulate air (HEPA) filter〕，以提供乾淨氣流，減少手術傷口感染之機會。

　　評估本院狀況，除選擇動線人流較少的區域，因無上述具有前室之手術房，故採取有獨立空調之手術房，關閉其空調，調整氣流使正壓變成負壓，同時安排煙霧測試，確認負壓功能。

（四）手術人員注意事項

　　1. 選擇可拋棄式個人防護裝備：雙層手套、N95 或相當等級含以上之設備，如：PAPR、隔離衣（防水手術衣）、護目裝備（全面罩）、防水腿套與鞋套、防水髮帽。

　　2. 安排人員時，以熟悉該手術流程為優先，同時需進行個人防護裝備穿脫練習及了解相關感染管制措施，盡量減少受暴露的機會與人數。

　　3. 規劃手術人員進出手術房時，個人防護裝備穿脫之區域及流程，並備妥相關所需物品。

（五）手術感染管制

1. 手術前：

(1) 預先告知手術室同仁，所需面對的個案特殊狀況，由資訊協助建置 COVID-19 相關訊息的提示於手術排程，讓同仁能先做好相關準備。

(2) 每位需要進入手術的個案，皆需確認其 PCR 或快篩結果，若為確診個案或疑似個案的 PCR 報告（已篩檢但結果尚未出來），進入手術室者單位需事先告知並列為交班必要項目。

(3) 同時，於資訊系統上，手術排程畫面會呈現 COVID-19 檢驗結果，以提示同仁。

(4) 送至手術室時應遵循規劃動線，不可將病人留置於公共區域，以避免其他工作人員、病人及訪客的暴露。

(5) 警衛控專用梯、人員管控、清潔人員清潔消毒。

(6) 推送個案至手術室的工作人員，依個案情況需穿戴所規範的個人防護裝備，包括 N95 或相當等級以上的口罩、手套及隔離衣等等。

(7) 推送個案後使用過的推床或輪椅需進行清潔消毒。

2. 手術時：

(1) 於進入手術房前，先將個人防護裝備穿戴完畢，方能進入。

(2) 儘量選擇較小侵襲性的手術方式。

(3) 嚴格管制手術房人員進出，手術房門口張貼警示標誌，並減少房門開啟次數。

(4) 為控管手術過程順暢進行，房間安排 2 位流動護理師，1 位可接觸病人，1 位則不接觸病人，協助確認手術團隊恪遵傳染病相關防護措施。

3. 手術後：

(1) 具負壓之獨立恢復室進行恢復觀察；或於手術房中等待個案從麻醉甦醒至生命徵象穩定，再將個案由手術房直接送回負壓隔離病室。

(2) 在負壓手術室內或負壓隔離室內拔除氣管內管，勿停留在一般術後恢復室。

(3) 工作人員應於手術室內脫除外層手套及外層手術罩袍後（圖十二），再至手術室外預先規劃處脫除其餘個人防護裝備。

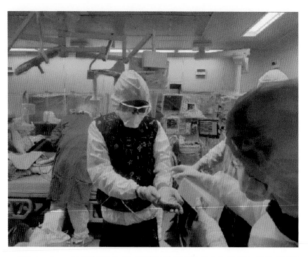

▲ 圖十二　於手術室內脫除外層手套及外層手術罩袍

（六）術後環境清潔消毒

1. 術後應先需經過大約換氣次數（air change per hour, ACH）12 至 15 的新鮮空氣換氣 20 分鐘後，再進行手術房環境之清潔消毒。

2. 手術房環境遭血液或有機物質汙染的範圍大於 10ml 以上，則需先以高濃度（5000ppm）的漂白水進行去汙。

3. 環境清潔人員於執行環境清消時，需穿著個人防護裝備，包括 N95、手套、連身防護衣、外科口罩、長筒鞋套、防護面罩、髮帽、外層鞋套（圖三）。

(1) 當台刀泡製 0.6% 漂白水，使用完即丟棄。

(2) 清潔用具單次使用。

(3) 勿擠壓醫療廢棄物。

(4) 手術時產生的所有廢棄物，應該丟棄於適當的容器及感染性垃圾袋，確保不會溢出或滲漏。

4. 處理廢棄物的人員應依建議穿戴適當的個人防護裝備，作業時會由當班組長確認人員穿著防護設備之正確性，除教育訓練外，總務處進行隨機抽查以確保。

四、調整手術室步調（repurposing）

　　隨著疫情警戒標準升至第二級，常規手術在 5 月份出現明顯的降載，粗估 5 月 1 日到 10 日每日平均 169 台，5 月 11 日到 20 日每日平均 22 台，下降約 85%，人員的調整變成最迫切的課題，除尊重需照顧家庭的同仁，我們針對需支援的單位，視同仁受訓經歷及個人意願，調派可運用之人力如護理師、服務員等，分別至專責病房、檢疫旅館、抗原快篩、疫苗注射等等協助相關業務，統計至 9 月底共支援 731 人次（圖十三）。

結論

　　走過這一輪的挑戰，經歷人力與業務的震盪，復歸是一個想念已久的名詞，往前走是不容置否的方向，過程中亦需隨著疫情警戒標準與政策之更新持續滾動。回顧這個歷程，會發現硬體的支援是一個較為剛性的需求，有時需要運用流程的改變與再規劃以因應急迫的需求，本院在此部分，經跨單位討論，已預計完成具負壓前室的手術室，讓手術室的環境，病人與工作團隊更加安全，確實是我們持續努力的目標。（後記：於 2021 年 12 月，本院完成負壓前室之正壓手術房建置）

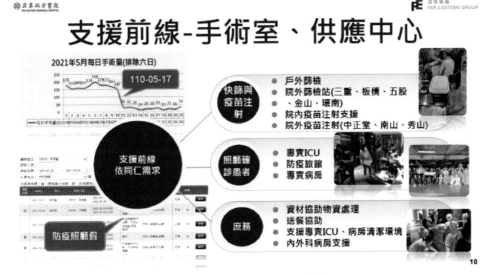

▲ 圖十三　人力支援重新調整

參考資料

衛生福利部疾病管制署（2020 年 4 月 15 日）‧疑似或確診 COVID-19（武漢肺炎）病人手術感染管制措施指引

衛生福利部疾病管制署（2021 年 6 月 14 日）‧醫療機構因應 COVID-19 感染管制措施指引

Christiane, S. H., Ulrich, W. A., Leonie S., Ulf, D., Oliver, W., Dongliang, Y., Xin Z., Kathrin, S., Mirko, T., Mira, A. M., Eike, S., Adalbert, K. (2020). Susceptibility of SARS-CoV-2 to UV irradiation. *American Journal of Infection Control, 48* (10), 1273-1275. https://doi.org/10.1016/j.ajic.2020. 07.031

Kampf, G., Todt, D., Pfaender, S., Steinmann, E. (2020). Corrigendum to "persistence of coronaviruses on inanimate surfaces and their inactivation with biocidal agents". *Journal of Hospital Infection, 104*, 246-251. doi: 10.1016/j.jhin.2020.06.001

COVID-19 流行期
跨團隊生產因應模式

陳美芳[1]、蔡薰儀[2]、楊詩蘋[3]
亞東紀念醫院護理部督導[1-2]、護理長[3]

) 摘要

2019 年 12 月中國湖北省武漢市爆發新型冠狀病毒肺炎（COVID-19）疫情，後續造成全球大流行，2020 年全球新冠肺炎疫情快速蔓延及詭譎多變，近期亦因變種病毒肆虐造成世界各國兒童確診數持續增加。當 2021 年 5 月份臺灣進入前所未有的疫情三級警戒時，亞東紀念醫院肩負起社會責任收治全國 11% 的 COVID-19 確診病人，在疫情大爆發之時更承擔起母嬰照護之責，在疫情爆發高峰期間，本院共收治 26 位 COVID-19 確診病童，占了全國的 4%。為提升 COVID-19 流行期跨團隊生產因應，因此制定相關防疫措施如下：落實感染管制策略、護理人員重新調整與再學習、跨團隊流程審視、生產環境動線規劃、持續優化設備及查檢、高擬真生產演練、制定產後母嬰照護流程及母嬰智能化照護等，期望藉由本院防疫策略提供各院未來因應 COVID-19 之參考。

) 前言

2019 年 12 月爆發新型冠狀病毒肺炎（COVID-19）疫情，後續造成全球大流行，2020 年全球新冠肺炎疫情快速蔓延及詭譎多變，世界衛生組織（World Health Organization, WHO）將此病毒命名為「2019 新型冠狀病毒（2019-nCoV）」，並在 1 月 30 日公布此為國際關注之公共衛生緊急事件（public health emergency of international concern, PHEIC）（林，2020）。全球自去年截至今年 9 月 30 日累計 194 國／地區計 232,900,874 例確診病例，

4,782,989 例死亡；其中美國 18 歲以下族群病例仍顯著增加，占週病例 28.9%，兒童病例占美國病例 15.5%（衛生福利部疾病管制署，2021）。因此如何全力防堵疫情擴散，在面對嚴峻疫情而建立因應策略以控制病毒傳播，更是刻不容緩。

在臨床表現與嚴重程度方面，目前已知罹患 COVID-19 確診個案之臨床表現包含發燒、乾咳、倦怠，約三分之一會有呼吸急促。其他症狀包括肌肉痛、頭痛、喉嚨痛、腹瀉等，另有部分個案出現嗅覺或味覺喪失（或異常）等。COVID-19 患者以成人為主，少數兒童個案多為其他確診成人患者之接觸者或家庭群聚相關（衛生福利部疾病管制署，2021）。

兒童症狀和成人並無太大分別，一般較輕微，也可能不典型，多以感冒症狀：發燒、流鼻水、咳嗽表現為主。目前還沒有足夠的證據證明感染者一定會出現症狀，甚至只出現腹瀉症狀的兒童確診。多項國外的統計和資料蒐集顯示有多起案例的兒童是無症狀確診的（林，2020；台灣新生兒科醫學會，2021）。

新生兒感染的潛伏期約 5 至 14 天，受感染後可以是以無症狀表現。統計上需要置放氣管內管使用呼吸器治療的比例約 20%，目前臺灣尚無兒童新冠肺炎死亡案例（臺灣兒科醫學會，2021）。

一、現況分析

7 月 10 日 CDC 中央流行疫情指揮中心公布臺灣 0 到 6 歲 COVID-19 確診病童的病例數，總共是 330 位，其中 5 月 23 日這一週，是病人數最多的一週，占總病例數的 2.7 %，但是隨著整體臺灣個案數的減少，兒童占總病例的比例卻提高了，這是一個令人擔心的數據，在這段疫情高峰的期間，本院收治了總共 26 位 COVID-19 確診病童，占了全國的 4%，其中以學齡前期（3-6 歲）的個案數最多，年紀最小的是 1 歲 8 個月。

二、COVID 期間母嬰防疫因應策略

當 5 月份臺灣進入前所未有的疫情三級警戒時，本院肩負起社會責任收治全國 11% 的 COVID-19 確診病人，在疫情大爆發之時，更承擔起母嬰照

護之責，規劃各項母嬰防疫因應之策略，期能達到 COVID-19 流行期下母嬰安全、零感染之目的，也藉由此醫療照護團隊之抗疫經驗分享供各院參考。

（一）落實感染管制策略

文獻指出兒科病人 COVID-19 診斷在臨床上不容易在第一時間被鑑別出來，以新生兒感染為例，常見三種傳染途徑：分別是產前子宮內的傳播，經由胎盤傳播病毒至羊水後，被胎兒吞入或吸入；產中接觸母親的分泌物後感染以及產後接觸感染的家庭成員或者工作人員（臺灣兒科醫學會，2021）。

兒科 COVID-19 在臨床的症狀上和感冒症狀非常相像，打斷傳播鍵是非常重要的一件事。因此先從全院醫護人員的個人防護裝備（personal protective equipment, PPE）訓練開始，涵蓋了所有的照護人員，包含：醫護人員、護佐及清潔人員，藉由現場教學及各職類第一線主管的評核，有效地提升整體同仁穿脫 PPE 正確的比例（圖一）。

落實對於急診檢傷與疑似呼吸道感染之門診、住院病人「TOCC」機制，確實詢問並記錄旅遊史（travel history）、職業別（occupation）、接觸史（contact history）及是否群聚 （cluster）等資訊，並遵循相關感染管制措施及時採取適當的隔離防護措施（朱、張，2020）。

門、急診區域之兒科病童規劃分流看診機制，在門、急診規劃通風良好的診間與檢查室，以作為分流看診區域；並將兒科急診規劃至戶外看診區（朱、張，2020）。

以 NIS 護理資訊系統登錄留存所有工作人員執行照護措施前之個人資訊。而所有陪病者之資訊，包含姓名、聯絡電話、與病人之關係及住址、疫苗施打紀錄和 COVID-19 篩檢結果及每日 TOCC 和自主健康管理結果，也皆必須在陪探病登記資訊系統中保留紀錄（朱、張，2020）。

（二）護理人員重新調整與再學習

面對五月中旬來勢洶洶的新冠疫情，婦產科病房、產房、兒童暨新生兒加護病房、嬰兒病房和兒科病房人員總動員，護理部迅速調配人員並立即展開各式各樣的防疫行動，其中包括重新調整（repurposing）與再學習。在 2019 年疫情開始之初，護理部安排防疫訓練課程，產兒科護理同仁接受防

疫教學與訓練，包括實務上的防疫、自我防護及正確的照護個案感染管制知能，奠定護理師良好的基礎，並規劃人員重新調整的訓練，以免疫情來襲措手不及。

產兒科同仁進入 COVID-19 專責病房進行重新調整的各項訓練中，包含專責病房 PPE 注意事項及 N95 口罩密合度測試、專責病房各個出入口動線規劃及照護 COVID-19 確診病人的各項流程，藉由 repurposing 訓練增長了同仁對各項流程的熟悉的程度，也減少了直接照護病人出錯的機會（圖二）。

（三）跨團隊流程審視

疑似／確診 COVID-19 產婦及新生兒的各項處置流程也需要跨團隊共同討論。產兒科醫療團隊邀請感控中心、婦產部、小兒部、急診醫學部、麻醉部、手術室、護理部、呼吸治療師及清潔主管共同多次的跨團隊討論產科相關流程，包含「呼吸道隔離待產婦檢查、待產和生產」、「呼吸道隔離待產婦安胎流程」以及「兒科各相關流程」，藉由討論過程讓團隊的每個成員對流程更加的清楚。

（四）生產環境動線規劃

生產動線規劃部分，因為疑似／確診 COVID-19 生產的婦女生產的方式可能是剖腹產或是自然產，生產的地點更是可能遍布在急診負壓隔離室、產房甚至是在 COVID-19 專責病房內生產。因為在不熟悉的場所生產，事先的

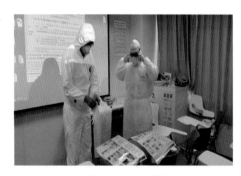
▲ 圖一　PPE 訓練

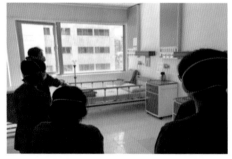
▲ 圖二　專責病房流程介紹

規劃與勘查動線實際上是非常重要的，所有的路線也都必須事先進行多次演練。首先是疑似／確診 COVID-19 產婦進出手術室的動線，設計專屬及單一的動線，當疑似／確診 COVID-19 產婦進到手術室的時候，新生兒科團隊也必須同時至現場準備 standby。這些路線規劃中除了手術室也包括了 COVID-19 專責病房、產房以及急診。我們必須先規劃好全院所有的 COVID-19 運送專用電梯及路線至送往的地點，行前準備包含通知警衛控梯及清潔人員隨行清潔。預入住之 COVID-19 專責單位則需協助清空新生兒加護病房（NICU）外之所有人員，並協助門禁開啟，所有路線進行前必須預先告知產兒科的團隊，讓團隊有充分的時間進行準備。

疑似／確診 COVID-19 產婦進入到負壓隔離病房的動線也需事先進行規劃，固定的出入口並將空間規劃出乾淨區、緩衝區及汙染區。當協助疑似／確診 COVID-19 產婦生產的時候，會留二間負壓病室來提供產婦和新生兒使用，如果沒有足夠的病室則必須將產婦和新生兒間隔至少兩公尺來進行產後照護處置。

（五）持續優化設備及查檢

疑似／確診 COVID-19 產婦生產的過程中，直接在現場進行生產不需進行換床。而在進行所有的環境準備，必須事先準備好固定的備物 package，一旦需要使用的時候可直接快速準備，另外在生產環境以及儀器亦必須進行事先的包膜以避免感染。除此之外環境的清消也需重視，所有環境跟器械定期的採檢都必須在正常的範圍內，因此需定期進行生產環境和器械的生物冷光檢測法（adenosine triphosphate–bioluminescence, ATP）進行檢測及主管每日、終期清潔環境的查核。

隨著生產的各種狀況發生，也發展出護理創新，因應急產有了順產小組及「第一代防疫急產箱」的創新，內容物包含：產器、紗布、縫線、空針、治療巾、手套、吸球、抽吸管、鐵盆、真空吸引器、前後葉、鴨嘴。經過臨床一線同仁的討論及持續優化，依據使用的順序重新安排防疫急產箱內容物，產生了「第二代防疫急產包」，更便利、更輕巧、用物也更齊全，且經

由重新規劃後，縮短了整體的生產備物時間，由 10 分鐘縮短至只要 3 分鐘即可完成備物，方便護理同仁快速整備到各個單位協助醫師進行生產（圖三至圖四）。

（六）高擬真生產演練

疑似／確診 COVID-19 產婦生產各項準備流程必須經過實地演練以檢驗可行性，因此我們進行了演練，產科團隊運用高擬真演練進行 COVID-19 疑似／確診產婦生產運送，路線包含負壓病房及手術室生產；新生兒科團隊則進行疑似／確診產婦生產後，新生兒即刻性護理等相關演練（圖五）。同時檢驗同仁對於各項感管措施操作之正確性。在過程中我們發現當穿著個人防護裝備下進行手術或生產等處置時溝通會受限，因此藉由多次擬真演練可讓團隊的溝通默契增加並且減少溝通困難的情形。演練後也必須讓沒有辦法共同參與的同仁了解，因此我們也將高擬真的情境模擬演練的影片提供至各 LINE 群組供同仁線上學習。演練後持續將各項流程進行優化並製成手卡方便同仁隨時進行查閱。

（七）制定產後母嬰照護流程

疑似／確診 COVID-19 產婦生產處置部分：（台灣新生兒科醫學會，2021；台灣婦產科醫學會，2021；臺灣兒科醫學會，2021；Jie Qiao, 2020;

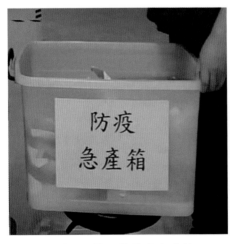

▲ 圖三　第一代防疫急產箱

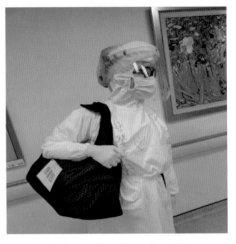

▲ 圖四　第二代防疫急產包

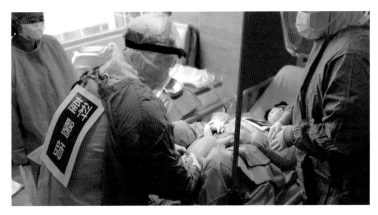

▲ 圖五　確診婦女生產高擬真訓練

Groß et al., 2020）

　　1. 當產婦來到醫院常規入院生產時會於住院前 3 日進行 PCR 核酸檢測，緊急入院時則會執行 Liat PCR 快速核酸檢驗。

　　2. 在接生團隊人員的編制部分，為避免感染採最少人員編制，自然產需婦產科醫師和產房護理師各一位；如果產婦執行剖腹產，婦產科和麻醉部醫師各二位和手術室護理師 2 位。

　　3. 近距離的接觸也可能會有傳染的風險，所以產婦產後建議暫時不進行母嬰同室。

　　4. 在母乳哺餵部分，因為目前尚沒有證據顯示母乳會傳染病毒，所以原則上母乳是可以不用消毒的，

　　5. 至於是否哺餵母乳，會建議由醫師就個案的情況跟產婦還有家屬討論後來共同決定。因此本院以 SDM 醫病共享決策協助產婦及家屬進行各項的考量，包括生產後我該如何餵養我的寶寶及是否哺餵母乳。

　　疑似／確診 COVID-19 新生兒的生產處置部分：（台灣新生兒科醫學會，2021；台灣婦產科醫學會，2021；臺灣兒科醫學會，2021）

　　1. 新生兒科 standby 團隊人員編制，亦採最少人員編制，以自然產和剖腹產而言皆需要新生兒科醫師和住院醫師各 1 位，以及新生兒加護病房護理師 1 位。

　　2. 當新生兒出生後會盡早斷臍並擦乾身上的羊水後直接交給新生兒科團

隊照護，避免進行母嬰接觸，新生兒科團隊會在負壓隔離病房前室standby，在新生兒娩出後的處置空間會安排同一病室中跟產婦保持兩公尺以上的距離或者是移到另外一間負壓隔離病室進行新生兒即刻性護理，如果沒有辦法相隔兩公尺，則必須加上圍簾並且讓產婦戴上口罩（圖六）。

3. 在整個過程中的需將新生兒放置輸送型的保溫箱中進行運送，以減少對外接觸的機會。

4. 疑似／確診 COVID-19 新生兒採檢時機與隔離措施：本院以出生後二採為原則，新生兒出生後第 24 小時第一採，48 至 72 小時進行第二採。

5. 萬一新生兒發生需急救情況，則依循新生兒急救術 NRP 的流程來進行。

6. 在呼吸照護原則部分，建議用吸球而不常規使用抽吸。

7. 戴面罩通氣的時候，建議兩人操作，面罩通氣時以兩人操作為佳，其中一人以兩手固定面罩，確保密合度，另一人則持甦醒球或 T-piece 甦醒器通氣。

8. 在置入氣管內管時，應由有經驗之醫師執行，可考慮使用影像輔助喉頭鏡以減少風險。

9. 在呼吸治療常規流程處理部分，以使用拋棄式管路為原則，並於管路吐氣端加裝過濾器；過濾器則依照呼吸照護需求及感控建議定時更換。

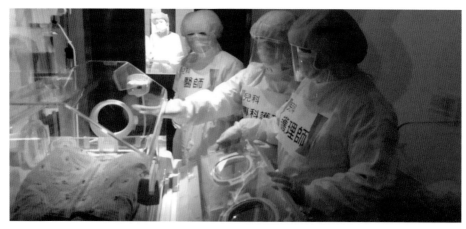

▲ 圖六　新生兒科團隊於負壓前室執行新生兒即刻性護理

（八）母嬰智能化照護

　　母嬰整體性照護部分，採用產前至產後一條龍式的智能化照護服務，針對懷孕的婦女在產前的各個階段，考量疫情期間準媽媽們不願意進到高風險醫院的考量，以孕知音 LINE@（圖七）推播各項產前衛教及生產相關 SDM，讓孕婦在生產前就可以和醫師及家屬先進行決策考量；當產婦生產後住院期間，則以亞東好友 LINE Bot 推播各項產後衛教資訊，以減少疫情期間人與人面對面的機會；考量產後的婦女最擔心的大部分都是產後如何育兒以及產後哺乳的狀況，甚至在上班的時候如何能夠去照顧到自己，因此護理師會鼓勵產後出院的婦女加入母乳一點通 LINE@ 提供相關資訊，另外若是早產兒家屬則邀請加入亞東紀念醫院的小豆芽成長營 APP，讓家屬藉由資訊化學習早產兒的互動技巧與營養及副食品的資訊，藉由本院一條龍式的智能化照護提供疫情期間母嬰全方位的服務。

　　在產後住院期間，本院藉由 QR Code 掌中書（圖八）及衛教牆讓產婦能夠快速得到自己所需衛教。除了照顧產婦外，醫護團隊也關心疫情期間病童出院後的狀況，因此兒童暨新生兒加護病房主管及護理師主動進行關懷，以電話訪談出院病童父母，關懷病童出院後的各項身體狀況。同時也關懷病童進食、睡眠以及照顧的問題，並叮嚀居家防疫及回診的時間，這段期間總共關懷了 56 位的病童，回饋滿意度也達到 5 分滿分。

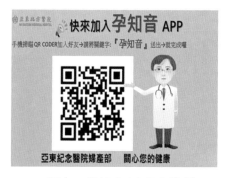

▲ 圖七　孕知音 LINE@ 推播

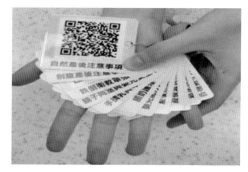

▲ 圖八　QR Code 掌中書

☽ 結論

本院在 5 月份臺灣進入前所未有的三級警戒疫情大爆發時，承擔起母嬰照護之責，制定之相關防疫策略及因應包含：落實感染管制策略、護理人員重新調整與再學習、跨團隊流程審視、生產環境動線規劃、持續優化設備及查檢，高擬真生產演練，制定產後母嬰照護流程及母嬰智能化照護等，達到母嬰安全、零感染之目的。疫情當前，母嬰的健康照護更需要被關注，面對COVID-19 母嬰照護經驗闕乏，建議未來母嬰醫護團隊需持續落實整備及repurposing 訓練，以齊心協力抗疫。

☽ 參考資料

台灣婦產科醫學會（2021 年 5 月 20 日）·*SARS-CoV-2 流行期孕產婦處理暫行指引（第四版）*

台灣新生兒科醫學會（2021 年 6 月 14 日）·*SARS-CoV-2 流行期確診或懷疑 COVID-19 產婦之新生兒照護原則暫行指引*

朱凱若、張國基（2020）·醫院新型冠狀病毒（COVID-19）防疫感染管制與風險評估措施·*工業安全衛生月刊，371*，9-28·doi: 10.6311/ISHM.202005_(371).0003

林娫慧（2020）·兒童新冠肺炎之新知·*台北市醫師公會會刊，64*（8），50-54·10.29739/JTMA.201204.0018

新生兒科醫學會（2021 年 5 月 29 日）·*周產期 SARS-CoV-2 感染與新生兒 COVID-19 感染 -2021 更新摘要*·Available at: http://www.tsn-neonatology.com/news/content.php?type=&id=582&pageNo=1&continue=Y

臺灣兒科醫學會（2021 年 1 月）·*對於確診／懷疑 COVID-19 母親之新生兒的照護注意事項*

衛生福利部疾病管制署（2021 年 9 月）·*CDC 疾病介紹*·https://www.cdc.gov.tw/TravelEpidemic/Detail/4x3Ks7o9L_pvqjGI6c5N1Q?epidemicId=ZUYXw8joNfttfX643ctJE1Q

Jie Qiao(2020) .What are the risks of COVID-19 infection in pregnant women?. *Lancet, 7,* 395(10226):760-762. doi: 10.1016/S0140-6736(20)30365-2. Epub 2020 Feb 12.

Rüdiger Groß 1, Carina Conzelmann 1, Janis A Müller 1, Frank Reister 2, Frank Kirchhoff 1, Jan Münch(2020). Undermining breastfeeding will not alleviate the COVID-19 pandemic - Authors' reply. *Lancet, 10,* 396(10257):1065-1066. doi: 10.1016/S0140-6736(20)32066-3.

新冠肺炎疫情期間呼吸照護中心的職責與角色轉換

許永隆[1]、游雅梅[2]、程音[3]

亞東紀念醫院呼吸照護中心主任[1]、護理部督導[2-3]

摘要

　　新冠肺炎疫情籠罩全球，改變人們生活型態與健康因應模式，呼吸照護中心的主要角色在疫情發生前為持續提供急重症病人在疾病穩定期，一個可以有效提高呼吸器脫離之環境。於疫情期間的角色則是配合政令滾動式調整照護方向。在疫情初起，加強人員防疫訓練，隨著疫情升溫，快速轉型協助承接重症病人，更超前部署規劃轉換為專責加護病房，以因應疫情海嘯來襲。此次疫情在全臺一心努力下得以控制，單位同仁將全院檢疫、全員防護內化為日常，全力配合與執行住院病人與陪病者管理，同時增建官方帳號LINE@ 之溝通管道，採用院方企業版本 Google Meet 推動視訊會議，提升病人及其家屬對團隊溝通與照護滿意度。在疫情趨緩後，仍積極承接呼吸器依賴確診之解隔病人，協助專責加護病房復歸。以下將說明本院呼吸照護中心在疫情期間，如何藉由不同角色轉換，持續提供良好照護品質，成功扮演稱職「救援補手」角色。

前言

　　本院呼吸照護中心成立宗旨為縮短各加護病房平均住院天數、將呼吸器脫離困難、需呼吸器積極訓練之病人集中照護，以提高超長使用呼吸器（超過 21 天）病人之呼吸器脫離率。本照護中心採團隊合作模式，透過硬體設備、人員訓練、關懷照護等資源，依照每位病人需求，訂立合適之呼吸器脫離訓練模式，以提供急重症病人在疾病穩定期一個可成功脫離呼吸器之環

境，2015 年至 2020 年本呼吸照護中心呼吸器脫離率平均 77.6%，遠高於醫策會公告醫學中心前 25 百分位 71.3% 之平均。

　　然 2020 至 2021 年新冠肺炎疫情籠罩全球，改變了人們生活型態與健康因應模式，醫療政策與防疫因應策略更是隨著國際疫情變化而滾動式調整，專責醫療院所更是首當其衝。在如此瞬息萬變的臨床作業中，本院呼吸照護中心（以下稱 RCC）該如何善盡職責，以及在疫情期間配合政令滾動式調整照護方向，對於所有團隊人員都是嶄新挑戰，以下就此次新冠肺炎疫情之不同期間的職責與角色轉換。

一、疫情初起，加強防疫訓練，溫故知新

　　提供舒適安全的呼吸器脫離訓練環境，是本院呼吸照護中心所有工作人員的核心思想。硬體設施除了人員出入門禁管制外，室內共設置 3 處緊急壓扣鈕與逃生口，每年修訂緊急災難應變計畫，進行人員實地疏散演習；此外，人員照護訓練包括每年必須完成呼吸防護具密合度測試、個人防護穿脫教育課程與訓練，以及感染控制訓練課程等。在此次新冠肺炎疫情初起時期，本單位即加強所有人員的防疫訓練，包含工作協作人員如護佐、傳送以及清潔人員，務使所有人都確實遵守個人防護穿脫注意事項，達到維護醫院內工作同仁安全（如圖一）。今年初更因應國內疫情進行模擬單位發現疑似確診 COVID- 19 住院病人之轉送隔離室、採檢與轉送專責加護病房等作業演習（如圖二）。2021 年 5 月初，桃園諾富特飯店與萬華疫情逐漸升溫，身處專責醫療院所的我們，立即進入警戒狀態，依照疫情爆發階段進行人力分流、人員與病人出入口區隔以及跨領域團隊交流方式變更，做到「上班不聚集、下班不聚餐」的管控，打斷人員群聚傳播鏈（如圖三）。

二、疫情升溫，轉型協助承接重症病人

　　隨著 2021 年 5 月中全國因社區感染，發布三級警戒，北區醫院重症專責病房需求急速增加，本院在為期不到兩週內成立了全國為數最多的 58 床重症專責加護病房。為了讓原本占床率早已超過 9 成的加護病房快速轉型成

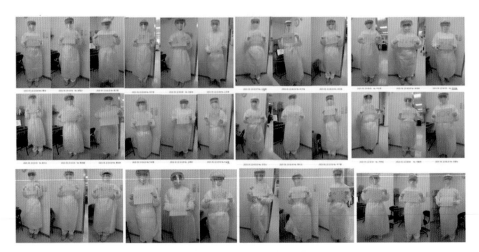

▲ 圖一　人員防疫訓練

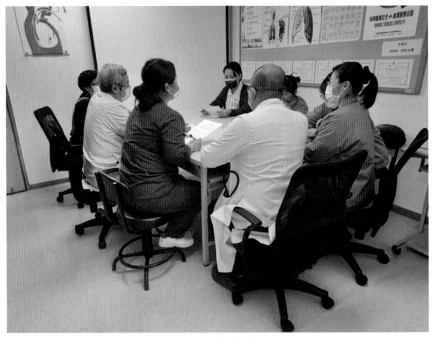

▲ 圖二　模擬演習

疫情爆發 進入第三級以上 各階段執行方式	階段一 急診門禁管制 門、住、急診病人分流 （未轉型專責ICU） （收治確診重症解隔呼吸器依賴病人）	階段二 工作人員固定分艙/分組 減少接觸 （病房內人員需居家隔離或檢疫） （轉型專責ICU，收治確診重症）	階段三 院內感染 各組成員之間不接觸 （病房內工作人員有人確診時）
護理照護人力	維持運作約70%～90%	維持運作約30%～70% 8-8班，固定人力	僅維持最低運作約<30% 8-8班，固定人力
主治醫師人力	維持2位主治醫師人力	維持1位主治醫師	維持1位主治醫師
住院醫師人力	白班/夜班各1位	8-8班各1位，固定人力	8-8班各1位，固定人力
呼吸治療師人力	維持3班	白班/夜班各1位	白班/夜班各1位
物理治療師	維持	取消	取消
跨領域查房	取消	改採線上	取消
人員交班	維持	重症專區(獨立運作)、 高中低風險分開 電話與線上交班	重症專區(獨立運作)、 高中低風險分開 電話與線上交班
病人進出病房	原病房大門	原病房大門	原病房大門
工作人員進出病房	原病房大門	從病房後區貨物門進出	從病房後區貨物門進出

▲ 圖三　人力分流管控

專責加護病房，則加護病房快速清空改建，而 RCC 進行之轉型作為有：

1.RCC 主治醫師支援胸腔內科病房與專責加護病房以紓解醫療人力吃緊狀況。

2.RCC 轉型成 ICU 模式，因應院內陸續 3 個加護病房轉型為專責加護病房，2 週內全院需成立 58 床專責加護病房，原加護病房內之住院病人需疏散至收治非確診病人加護病房，全院成人加護病房可收治非確診重症病人數驟減，RCC 因應措施為準備承接重症病人，此時將轉入 RCC 條件修正為：(1) ICU 住院未滿 7 日之病人；(2) FiO_2 可下調至 0.6 以下之病人；(3) 休克但 Norepinephrine 已可下調至 10 mcg/min 以下之病人。在此轉型期間，本院以手持智慧裝置，於重症加護群組即時監控各加護病房床位，兼顧現有重症醫療需求與持續運作。在一週內 RCC 共接收加護病房 17 床，協助重症專責加護病房整備，最高峰時當日轉入 6 床加護病房病人（如圖四），事後統計該期間收治 RCC 病人相關品管指標與過去 3 年平均相比：(1) 轉 RCC 前加護病房平均住院天數由 18.21 天縮短至 9.25 天；(2) 此轉型期間收治至 RCC 病人之呼吸器平均使用天數由 16.23 天下降至 10.07 天；(3) 此轉型期間收治至 RCC 呼吸器脫離率由平均 76.3% 上升至 92.8%；(4) 感染率相比於前 3 年平均由千分之 3.4 下降至千分之 2.2，且該期間死亡率為 0%。以上顯示

本院 RCC 於上述轉型為加護病房收治標準期間，雖然無法依照原 RCC 給付規定而收治嚴重度更高之病人，但仍能維持良好照護品質。

3. RCC 為整合性照護系統（integrated delivery system, IDS），屬於每日健保定額給付，但於上述 58 床專責加護病房持續收治確診重症病人期間，為紓解非專責加護病房床數大減，非確診重症病人一床難求之狀況，捨棄以每日給付定額上限原則，收治非確診但極重症且預後不佳之病人，如大範圍腦中風、腦幹中風、無法自咳病人、癌症末病人需接受化療／放療／標靶／免疫療法之病人、到院前心跳停止呈現植物人狀態之病人等，以維持院內非確診重症病人收治量能。事後統計自 2021 年 5 月至 7 月期間收治 RCC 病人相關品管指標與過去 3 年平均相比，呼吸器脫離率仍能維持在平均 76.8%，雖然期間醫療費用增加，但仍能維持在醫學中心前段班之良好照護品質。

三、疫情當前，積極籌整重症裝備

本院於疫情期間除依年度汰舊外，也因應疫情編列年度預算，於 2021 年初即添購 10 台侵入型呼吸器（VELA）、15 台高頻震動拍痰器（VEST）、80 台高階潮溼加熱器（MR850 主機＋感溫線）、15 台經鼻高流量氧氣治療儀（HFNC），疫情期間又承蒙疾病管制署、新北市衛生局、各界善心人士慷慨捐贈各式呼吸照護裝備，協助讓本院在呼吸照護上無後顧之憂。

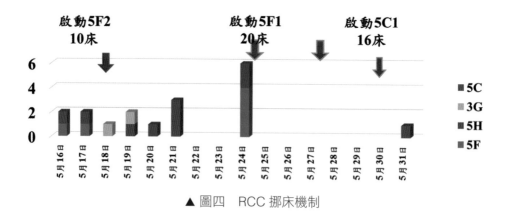

▲ 圖四　RCC 挪床機制

四、疫情海嘯，積極整備預轉變為專責加護病房

　　本院於初期規劃擴增專責加護病床期間，曾經預設選擇以呼吸照護中心來收治重症專責病人，因此本單位也積極整備人員訓練與防護裝備。首先周知同仁應變計畫與調查專責照護意願，依據感控原則進行病房整建與規劃區塊，包含著裝區、汙染區、次汙染區、緩衝區以及工作人員的文書區、辦公區、生活區（如圖五）；由於本院位置位屬 4 間專責加護病房中間（如圖六），為避免動線穿插，分別規範人員、病人專屬出入口，並利用未開放病房浴廁間作為工作人員下班後清潔換裝空間，同時提供防疫旅館選擇，周全照護同仁對其家人之保護信心。雖然後續因疫情趨緩與衛福部啟動北病南送，專責加護病房需求減少而未啟動此計畫，但對於整體人員而言，等同於紙上練兵與心理建設一次經歷，也是很好的學習經驗。

五、疫情日常，全院檢疫與全員防護

　　對於此次院方在院感事件積極果斷與效率的處理，因應政策隨時滾動式調整，加上全臺同島一命的努力，終將疫情控制而警戒也調降二級，本院 RCC 全員亦經歷了一番高壓式工作模式，對於分艙分流的人員互動、N95

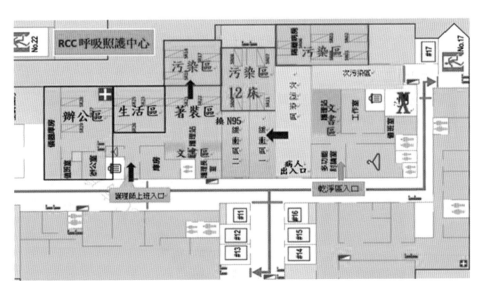

▲ 圖五　工作區塊規劃

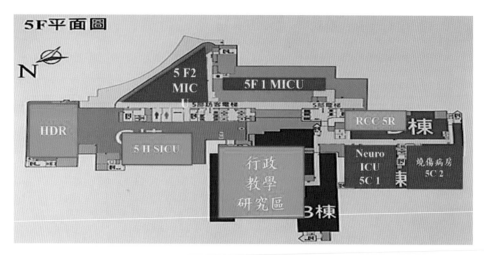

▲ 圖六　專責重症區塊規劃

口罩＋面罩的防護具穿戴、單位門禁管制的更動以及氧療照護方式改變，都已經內化為工作日常。

　　針對使用呼吸器氧療之病人，在不將呼吸器管路斷離下利用自動管路代償模式（automatic tube compensation, ATC），以及應用高流量氧氣正壓呼吸模式進行自主呼吸訓練（如圖七），以減低住院病人與醫護人員感染風險，已在本院 RCC 建立起可依循之安全模式。

　　此外，建立全院檢疫、全員防護觀念，對於住院病人與陪病者管理策略皆全力配合與執行（如圖八），院方針對高風險單位提供人員週期篩檢，降低同仁染疫擔憂；單位人員的第一、二劑疫苗施打率皆達 100%，在在都提升了人員防護等級，對於專責照護亦更具信心。

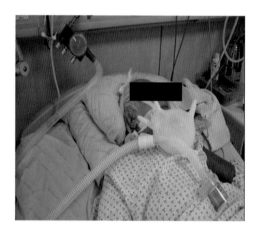

▲ 圖七　日常呼吸訓練防護

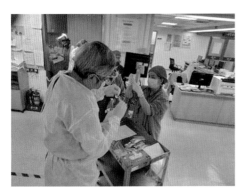
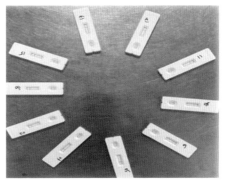

▲ 圖八　住院病人週期篩檢

六、防疫禁探，加強住院重症病人醫病溝通

　　防疫期間全院護理站禁止探病，為加強住院重症病人醫病溝通，雖然院方已有 LINE 推播方式，但為改善其單向溝通之缺點，實際達到醫病團隊溝通，單位增建官方帳號 LINE@ 之溝通管道，配合院方推動視訊溝通會議，採用企業版本 Google Meet （如圖九），提升病人及其家屬對團隊溝通與照護滿意度，亦獲得家屬一致好評與迴響；對於年長者使用 3C 通訊困難，亦維持電話連繫溝通方式。對於住院病人也透過「COVID-19 疫情流行期間之醫療決策」以及聰明就醫「常見 COVID-19 疫苗 Q&A」等說明，增進醫病溝通，提升病家防疫觀念，有效提升於臨床檢疫作業配合程度。

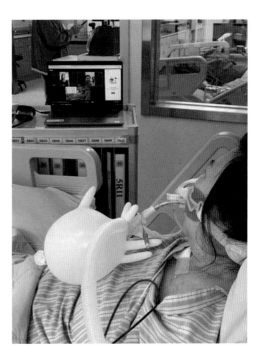

▲ 圖九　運用視訊會議增進醫病間之溝通

七、疫情趨緩，積極承接呼吸器依賴確診病人，加速專責加護病房復歸

隨著疫情趨緩，確診個案接受治療後體內逐漸產生抗體，輕症者可重返社會恢復日常生活，但有一部分的重症確診病人，在符合解除隔離條件後，仍處於呼吸器依賴狀態，此時為加速專責加護病房復歸，本院 RCC 持續發揮「最佳救援補手」之任務，積極承接呼吸器依賴確診病人，以全人照護為基礎配合訓練系統模式進行呼吸器脫離照護，護理師運用資訊系統，即時回饋團隊，共同討論，執行團隊照護計畫，持續評估脫離呼吸器成效。截至 7 月底，共承接收治 4 位確診解隔之重症呼吸器依賴病人，其中兩位順利脫離呼吸器，平安出院持續追蹤照護（如圖十）；有 2 位持續呼吸訓練。

● 結論

呼吸照護中心本著提供急重症病人一個有效提高呼吸器脫離環境之職責，在疫情期間配合政令滾動式調整照護方向，善盡「救援捕手」之角色，期間團隊歷經快速轉型之努力與高張壓力的工作辛勞，同時不忘兼顧重症病人之醫病溝通，在照護結果上仍能維持良好品質。雖然疫情趨緩，相信具備二劑疫苗 100% 施打率的照護團隊，在堅守全院檢疫、全員防護的日常作為下，一定能共同解決未來各種的疫情課題。

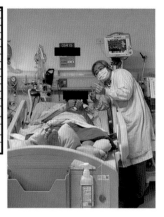

MV weaning mode:
1. CPAP + PSV, ATC 100 % → 80 %
2. Ext-CPAP 10.0 → 7.5 → 5.0 cmH2O
3. T-piece
4. Ambu bagging 2 min q2h
5. ETCO2 monitoring

▲ 圖十　積極承接呼吸器依賴確診病人加速專責加護病房復歸

因應疫情，醫院藥師能扮演的角色與積極作為

孫淑慧

亞東紀念醫院藥學部主任

☾ 摘要

對抗新冠疫情，亞東紀念醫院的藥師除了執行日常藥事服務外，另需調整服務模式讓病人免入院便能安心取得藥品，以及保持即時彈性的藥品調度，讓抗病毒藥品及單株抗體等藥品能提供病人最佳療效；同時主動在藥事照護專業範疇扮演戰略擬訂與後勤支援的關鍵角色，並積極協作院內外疫苗接種服務，發揮團隊最大的價值。

☾ 前言

疫情對於民眾的健康帶來了前所未有的衝擊，在這場抗疫的戰爭中，醫院藥師雖不像醫師、護理師等在第一線與病毒進行肉搏戰，但對於後勤對抗新冠肺炎各項藥品的補給、策略擬訂、橫向支援等各面向也扮演著舉足輕重的角色。

一、安心領藥服務

為了維持民眾領藥之社交距離，門診發藥櫃檯前地板以 85 公分為間距，貼色標圓圈標示間隔排隊，並以紅龍柱圍出等候區，每次叫號以 5 號為限（如圖一）；發藥窗口設置壓克力隔板，非本人領藥需實名制登錄到點資訊。南棟大門戶外免入院領藥服務（如圖二）則於 2021 年 5 月 17 日重啟，並延長服務至晚上 9 點，增加週末時段；藥師於櫃台協助過卡及給藥，加速領藥流程，解決了多數心理恐懼入院看診的民眾用藥需求。

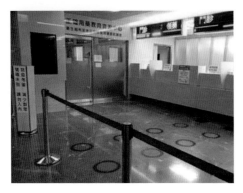
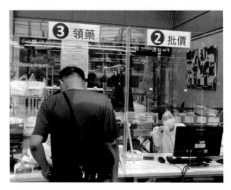

▲ 圖一　門診發藥櫃檯　　　　　▲ 圖二　南棟大門戶外免入院領藥服務

二、即時彈性的藥品調度

　　由於某些藥品需由國外進口，因新冠肺炎影響入境航班或船期，為確保藥品供應無虞，除即時監控藥品庫存，積極尋找替代廠商，亦因應病人病情變化，隨時待命至疾管署領取專案藥品 Remdesivir，並與專責醫院保持連繫，協助媒合單株抗體適用病人，發揮藥品最大效益（指揮中心公告至 7 月 1 日止共 64 名確診患者使用單株抗體，本院院內及支援院外使用之病人數約占全國 1/3）。

三、新冠藥事照護應變計畫

　　因應疫情快速變化，診斷與治療方式日新月異，專責加護病房／普通病房、急診、檢疫病房、檢疫所（板橋、三重）皆安排專責藥師，充分確認每筆處方合理性及安全性。主動提供藥品資訊簡表與懶人包（如圖三），提供臨床團隊最新、最可靠的醫藥資訊，並時刻更新，讓每一位來自不同專科的醫師得以立刻獲取清晰易懂的戰略，迅速發揮戰力投身新冠肺炎的照護。

　　其他具體的作為包括積極宣導避免開立氣霧式吸入劑減少氣溶膠產生，製作單張提供治療藥物選擇（如圖四），以保護第一線醫療夥伴；針對中和性單株抗體，主動提供護理人員完整的配製及給藥方式；與支援夥伴臺中榮總跨院連繫，確保治療連貫性，為病人爭取更多勝算；主動衛教疫苗施打的重要性（如圖五），緩解同仁、民眾對疫苗的恐慌與不安，提升施打意願；

輕度 (mild)	中度 (moderate)	重度 (severe)	極重度 (critical)
無併發症之輕症	沒有嚴重肺炎徵候的肺炎患者	嚴重肺炎	ARDS
Normal O2 saturation & CxR	SpO2 >94% on room air	有下列任一症狀：SpO2 ≤94% on room air, RR >30/min、respiratory distress, PaO2/FiO2 <300、lung infiltration >50%	Intubated with respiratory failure, septic shock, and/or multiorgan dysfunction

重度 (severe)：需使用吸氧治療、高流量氧氣、non-invasive ventilation (NIV)

Remdesivir (RDV)：適向輸送申請並經同意。
- 用法：200mg IV loading, followed by 100mg IV QD *4 days
- 肝、腎功能障礙者：審慎使用 each dose in N/S 100mL, IVD >30 min

Dexamethasone 6 mg QD IVpush or PO，療程至多 10 天

Severe Inflammation (CRP ≥7.5 mg/dL)

*公費-(COVID-19專用) Tocilizumab (TCZ) "IV" 200 mg/vial, or 80 mg/vial
- 標的對象：住院 3 天內且入 ICU 24 小時內，或住院 3 天內未入 ICU 但 CRP ≥7.5 mg/dL
- 用法：8 mg/kg，建議單次投予（取最接近的 vial 數；each dose in N/S），IVD >1 h
- 不可與 Baricitinib 併用 — 禁忌：uncontrolled acute infection other than COVID-19

*公費-(COVID-19專用) Baricitinib 4mg/tab
- 適用於使用高流量氧氣 or NIV，勿用於氣管者；不得併用 TCZ
- 應同 "dexamethasone" 或同 "dexamethasone + RDV" 併用
- 標的對象：同 TCZ 相同 — 療程：至多 14 天，或至出院
- eGFR ≥60: 1顆 PO QD；eGFR 30-60: 須案討論

可視臨床風險因子，給予 Enoxaparin 作為 VTE Prophylaxis
- 建議劑量：CrCl ≥30: 4,000u SC QD；CrCl <30: 3,000u SC QD（or 2,000u SC QD）
- If BMI ≥40: may consider 4,000u SC Q12H

輕度 (mild)：
密切注意血氧濃度（如個案狀況適合，可考慮採用俯臥睡姿）
- 症狀治療為主，包括退燒、止痛、營養與維液支持
- 如無休克或脫水證據，宜採取保守性的輸液治療
- 不建議使用抗生素治療（除非有其他細菌性或病毒之證據）
- 避免使用 nebulizer（可用 MDI / DPI 輔以 Spacer or AeroChamber）
- 在權宜藥物特性下盡量減少給藥頻次，以減少暴露次數
- 審視個案慢性疾病長期用藥之適用性
- 如具下列風險因子，未使用到氧氣，且於發病 7 天內之成人病患，可單次給予中和抗體 Casirivimab 600mg + Imdevimab 600mg，或 Bamlanivimab 700mg + Etesevimab 1,400mg

- 糖尿病 · 慢性腎病 · BMI ≥30 · 慢性肺病 · 心血管疾病（含高血壓）· 其他影響免疫功能之疾病

懷孕 · 高齡 ≥65 歲 · ≥55 歲 + 上述任一風險因子

使用藥物之注意事項
- 使用 RDV 應注意肝功能與輸注反應（低血壓、噁心、嘔吐、發汗、發抖）；可能會出現 sinus bradycardia
- 使用 dexamethasone 前建議先檢測 HBV serology，如為陽性請謹慎追蹤肝功能；使用期間請注意血糖變化與精神狀況

亞東醫院 COVID-19 藥物治療原則 | 感染科臨床藥師 張維倫・加護病房臨床藥師 林明里、李宜汶 v.2021.06.18
亞東醫院 藥學部 | 加護病房臨床藥師 王台欣、感染科臨床藥師 張維倫 v.2021.06.24
亞東醫院 藥學部 | 加護病房臨床藥師 王台欣、感染科臨床藥師 張維倫 v.2021.06.19
亞東醫院 COVID-19 專責病房 藥物治療原則 | 感染科臨床藥師 張維倫 v.2021.06.08
亞東醫院 COVID-19 專責病房 藥物治療原則 | 感染科臨床藥師 張維倫 v.2021.05.27

▲ 圖三　藥品資訊簡表與懶人包

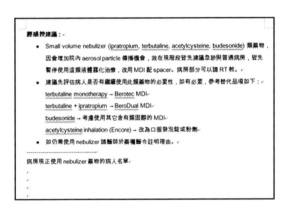

咳嗽控制建議：
- Small volume nebulizer (ipratropium, terbutaline, acetylcysteine, budesonide) 類藥物，因會增加院內 aerosol particle 傳播機會，故在現階段疫情先建議急診或普通病房，皆先暫停使用這類液體霧化治療，改用 MDI 配 spacer。病房部分可以請 RT 教。
- 建議先評估病人是否有嚴續使用此類藥物的必要性，如有必要，參考替代品項如下：
  terbutaline monotherapy → Berotec MDI
  terbutaline + ipratropium → BeroDual MDI
  budesonide → 考慮使用其它含有類固醇的 MDI
  acetylcysteine inhalation (Encore) → 改為口服發泡錠或粉劑
- 如仍需使用 nebulizer 請藥師於藥囑單令註明理由。

病房現正使用 nebulizer 藥物的病人名單

◀圖四　提供氣霧式吸入劑治療替代藥物選擇

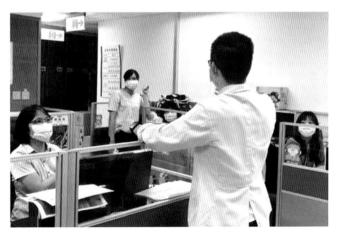

▶圖五　藥師與同仁衛教疫苗重要性

院內一度有 7 位確診的小朋友，除了提供退燒、感冒藥水之外，藥師也製作了兒童塗鴉本（如圖六），為病房增添一點溫柔與童趣；承接 VAERS 通報及後續追蹤作業並協助回覆疫苗預約衍生之相關問題，例如因第一劑副作用需更換第二劑廠牌（如圖七），即時解決並安撫民眾不安的情緒。

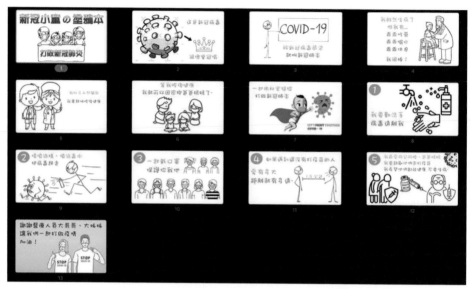

▲ 圖六　兒童塗鴉本

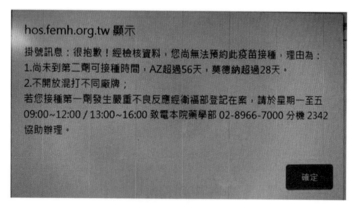

▲ 圖七　疫苗資訊

四、協作院內外疫苗接種服務

　　面對疫情，提升疫苗覆蓋率是根本解決方案，本院勇於承擔，除於院內協作施打作業，也積極承接疫苗外展服務，善盡社會責任，截至 10 月 8 日（第 150 天）COVID-19 疫苗接種量已突破 32 萬 8 千人次；接種站皆備有資訊檢核系統，確保民眾接種的疫苗種類及劑次正確無虞（如圖八）。藥師除了例行的疫苗管理作業，也成立專責窗口與團隊協調分工，調控場次及疫苗數量。在護理人力已被防疫業務大量耗損的狀況下，更義不容辭投入疫苗分抽作業（如圖九），由調配藥局藥師開班訓練近 20 名生力軍，重溫消毒、分抽、避免針扎等技術，再分別派駐院內外接種站，每人每日約負擔 500 人次的藥量，在時間與人潮的雙重壓力下，手抖、背痛、眼酸是每日上班的副產品。在此要特別感謝團隊中的護理師熱心指導我們抽藥技巧、急救藥品配置、控針節奏……還時不時關心我們的身心狀況。

　　打完疫苗要留觀 15 分鐘，除了協助觀察民眾狀況，也會回答問題並隨時來場團體衛教（如圖十）。民眾從社交群組中聽來的觀念千奇百怪，諸如打完疫苗能不能洗澡，注射部位腫脹可否擦薄荷油或是貼藥布、原來的慢性

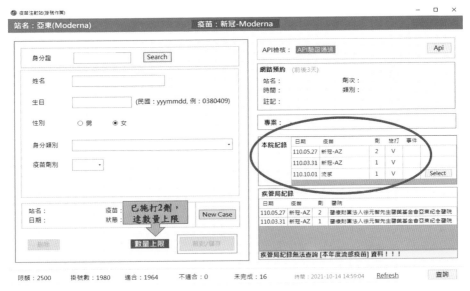

▲ 圖八　疫苗資訊檢核系統

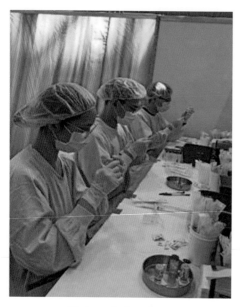

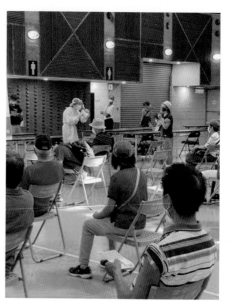

▲ 圖九　疫苗分抽作業　　　　　　▲ 圖十　打完疫苗團體衛教

病藥物可否繼續吃、可不可以吃海鮮等，解說過程中民眾專注的凝視、解說後滿意的掌聲，讓藥師喉嚨再痛也甘之如飴。

◗ 結論

　　風雨同行，感謝一路上互相扶持的所有夥伴，藥師會持續堅守崗位，確保藥品的供應無虞與資訊即時更新，也會積極與團隊密切合作，創造最大的價值。相信大家攜手同心，必將戰勝疫情。

COVID-19 疫情下長照在宅
——居家護理機構之應變

黃明喜[1]、劉玉玲[2]、林易萍[3]、吳待芬[4]、林品馥[5]、王守訥[6]、江宏彬[7]、
彭麗真[8]、王思雯[9]、洪翠霞[10]、張家綺[11]、江佩陵[12]、陳怡君[13]、
吳佳容[14]、廖淑華[15]、吳筱筑[16]、李民如[17]、陳慧齊[18]、曾思螢[19]

亞東紀念醫院護理部督導[1]、亞東居家護理所副護理長[2]、
居家護理師[3,4,5,8~14]、亞東居家長照機構負責人[6]、
藥學部調劑科主任[7]、安寧居家護理師[15~19]

◗ 摘要

　　臺灣自 2021 年 5 月中旬爆發新冠肺炎（COVID-19）社區群聚感染，使得確診與重症個案數大幅上升，中央流行疫情指揮中心發布疫情警戒第三級，同時限制探病與社交距離，然而居家高齡、失能與多重慢性病長者由於病情、服藥、換管等需求，仍需長照服務。此時居家護理機構面對疫情大流行、長者防疫健康識能不足、社會傳播威脅、與防護措施仍未齊備，故深入社區與家庭服務的居家醫護團隊與案家更是充斥焦慮情緒。

　　運用溝通互動性健康識能、醫病共享決策與預防感染相關指引為文獻依據，制定 COVID-19 居家護理防疫應變措施，應用居家護理機構，擴大社區夥伴網絡連結抗疫服務，提供一、居家護理機構應變與防護措施；二、居家個案與家人防護措施；三、提升行動不便長者對抗新冠肺炎感染風險「在宅疫苗」接種；四、參與確診已完治個案與家人銜接長照微光守護專案。期望本篇內容能作為護理同儕日後照護長照個案之參考，並提供彈性的應變能力外，同時適時調整防疫措施，以正向態度面對疫情與新常態生活。

　　2018 年臺灣進入高齡社會，人口結構快速老化下，老年人口比率達 14.5%（343.4 萬人），民眾長照需求急遽提升，於 2020 年全國接受長照 2.0 服務達 45 萬人，以失能需求等級 2 至 8 級為計，隨失能等級越高、行動力越差與依賴度則越高，其中 5 至 8 級占 54.65%，65 歲以上長者占 83.16%，男性占 42.96%，接受居家式長照服務人數為 19.4 萬（衛生福利部，2021a，2021b）。目前全台有 708 家居家護理機構，健保居家護理專業人員訪視長期臥床個案高達 118.9 萬人次（衛生福利部統計處，2021）。**顯示長期臥床、行動不便者需居家醫療照護者皆以長者為首要。**

　　臺灣居家護理機構收案對象是依據衛生福利部健康保險署（2021）第五部第一章居家照護給付項目及支付標準，以失能、長期臥床行動不便、有明確醫療與護理服務項目以及罹患慢性病需長期護理需要的個案為主。何美瑤等人（2010）一文亦提出接受居家護理服務的對象特質與健康問題，以高齡、失能、慢性病、獨居、傷口與管路留置等為主，護理指導偏重疾病知識、情緒支持與照護技能教導。再以本院居家護理所（2021）服務 290 人基本資料分析，男性占 44.1%、女性占 55.9%，平均年齡 80.7 歲，65 歲以上占 88.2%，完全依賴：占 90.0%（巴氏量表 0-21 分），慢性病診斷前 3 名：腦血管疾病、失智退化、糖尿病。

　　臺灣自 2021 年 5 月中旬爆發新型冠狀病毒（coronavirus disease-2019, COVID-19）社區群聚感染，確診與重症個案數大幅上升。根據 Zhaohai 等人（2020）進行 13 篇系統性文獻回顧與統合分析結果提出 3,027 位感染新冠肺炎病毒病人其重症和死亡病人的危險因子有**男性**（$OR = 1.76$, 95% CI $=1.41$-2.18, $p < 0.00001$）、**大於 65 歲**（$OR = 6.06$, 95% CI$=3.98$-9.22, $p < 0.00001$）和**抽菸**（$OR = 2.51$, 95% CI$=1.39$-3.32, $p = 0.0006$）等因子，同時感染新型冠狀病毒後病情較易惡化，如個案有**高血壓、糖尿病和呼吸疾病**亦導致**重症和死亡的危險因子**。衛生福利部疾病管制署（2021c）在新型冠狀病毒感染臨床處置指引中提出有慢性疾病，如糖尿病、高血壓及心血管疾病等慢性疾患個案，約有二至三成個案需要加護病房治療；經衛生福利部臺灣

疫情報告累計**確診死亡率為 5.22%，其中有慢性病史占 90%**，65 歲以上長者佔 88%（統計至 2021 年 08 月 31 日）。

由上述資料得知**居家護理長期照顧的個案為較易於罹患新型冠狀病毒高風險個案**，由於國內 2021 年 5 月中旬爆發新冠肺炎（COVID-19）社區群聚感染，中央流行疫情指揮中心發布疫情警戒第三級，同時限制探病與社交距離，居家病人及家屬每日接受新聞媒體播放社群、家戶傳染或染疫死亡、迅速隔離的大量訊息，又因個案剛性身體照護需求，必須更換留置管路以降低感染，在長期照顧的壓力負荷下，加上初始擔心居家醫護團隊家訪導致染疫的不確定風險，持續焦慮與害怕；專業人員防疫知能、施打疫苗防護力與整備還沒齊全，亦會擔心誤觸感染安全性疑慮與案家回饋的感受性；另 Anja 等人（2021）也提出民眾焦慮常出現在疫情大流行的開始，防疫健康識能的不足與社會傳播的威脅會造成焦慮加劇與持續變化。然而居家高齡、失能與多重慢性病長者由於病情、服藥、換管等需求，仍需長照服務。因此，運用溝通互動性健康識能，從熟悉的支持性環境中發展個人健康技能、教導學習主動參與及溝通互動，以及資訊與信息整合到個人日常行為活動，以應用在快速變化的環境，提升對疫情的專業知識及執行的能力，降低錯誤訊息傳達與個人焦慮（陳立奇，2020）。**故本文提供（1）居家護理機構應變與防護措施；（2）居家個案與家人防護措施；（3）提升行動不便長者對抗新冠肺炎感染風險—「在宅疫苗」接種；（4）參與新冠肺炎確診已完治病人與家人長照需求微光守護短期急迫性照顧專案。**期望本篇內容能作為護理同儕日後照護長照個案之參考，並提供彈性的應變能力外，同時適時調整防疫措施，以正向態度面對疫情與新常態生活。

一、健康識能與防疫應變措施應用於居家護理機構之文獻探討

（一）健康識能提升，運用溝通互動性健康識能與醫病共享決策

過去健康識能比較著重於非傳染性疾病之健康促進，應用於傳染性疾病之健康促進經驗相對較少，新型冠狀病毒為高度感染性且傳播力強的傳染性

疾病，應該主動提供簡明易懂的資訊，讓環境背景不同、教育程度不一的居家個案與專業人員都能快速了解疾病的傳染途徑、正確的預防及因應方式，健康識能（health literacy）包括基本／功能性（basic/functional）、溝通／互動性（communicative/interactive）、批判性（critical）3 個層次（陳立奇，2020），因此以衛生福利部疾病管制署已建置標準感染管制相關指引，與官方網站與媒體公告衛教訊息與資料為防疫基礎，運用「溝通互動性健康識能」，協助居家護理師與居家個案家屬在熟悉支持性機構或居家環境發展個人健康技能，教導主動參與學習及溝通互動、從不同形式中擷取資訊，並將大量信息整合到個人日常行為活動與工作流程，以應用於快速變化的環境中，提升個人因應健康知識及執行健康行為之能力。

譚等人（2020）研究結果提出推動醫病共享決策（shared decision making, SDM）應思考核心價值、提升民眾的健康識能、SDM 的過程需要因病制宜、製作決策輔助工具（patient decision aid, PDA）的選項需符合病人需求與鼓勵病友參與。故在導入「**醫病共享決策**」觀念於居家護理服務個案過程中，提供以新型冠狀病毒疫情實證為基礎的醫療資訊，包含治療方案的優缺點、可能的風險與後果，鼓勵病人及其家屬參與，讓居家護理師知道有關於自己的考量，由病家與居家護理師共同討論，經雙向溝通與互信機制共同達成臨床上的醫療決策，提供以「病人為中心、團隊為基礎」的居家醫療服務。進行 SDM 的過程中，結合對於各種健康照護資訊及醫療服務的取得、理解和應用的管道，使案家能運用這些資訊，提升健康照護決策的能力。因病人及家屬的健康識能提升，也是影響決策的重要因素之一（洪等人，2017）。

（二）居家護理機構應制定預防感染的措施

王（2021）一文是參考臺灣疾病管制署及世界衛生組織和加拿大衛生組織的暫行指引，結合相關文獻及臨床流程與經驗撰文分享，提出居家醫事機構在執行居家訪視照護過程應注意之防疫措施。建議居家醫事機構應制定預防感染的措施，訪視前進行居家安全風險評估，加強工作人員與服務個案之健康監測與管理，提供醫療照護工作人員個人防護裝備，居家訪視醫療用物

的使用原則及清潔消毒，提供個案諮詢、轉診機制、必要時採取遠距照護，並提供案家居家防疫的正確知識，以防止新型冠狀病毒進入居家環境，提升安全家訪之防疫防護，減少個案、照顧者及居家醫事人員傳染風險。

環境清潔消毒方面，於疫情期間之上班時段對一般人頻繁接觸的物體表面，尤其電梯按鍵、手扶梯扶手等，都是疾病的潛在媒介，清潔消毒頻率應提高至每 2 小時一次，並定時監測且將結果反映給清潔人員，同時支持嚴格遵守環境和手部衛生的要求，以達到新型冠狀病毒感染控制之目標（衛生福利部疾病管制署，2021b；林等人，2020；Sean et al., 2020）。Neeltje 等人（2020）將病毒嘗試性散布在家庭和醫院常見的七種材料上，觀察保持傳染性的時間，結果顯示新型冠狀病毒在塑膠和不鏽鋼表面的存活時間最久，長達 3 天。

2020 年美國疾病控制與預防中心（CDC）亦提及酒精濃度在 60～80%，能有效殺滅所有親脂性具有外套膜（envelope）的病毒（例如：疱疹、牛痘和流感病毒）。冠狀病毒屬於有外套膜的病毒，酒精對它有破壞作用，異丙醇或外用酒精（62%～71%）（未稀釋）30 秒可殺死冠狀病毒（Nabih & Samaa, 2020）。

一、COVID-19 相關防疫應變措施於居家護理機構之應用

綜述文獻整理並實際運用居家護理機構與居家個案防疫應變措施，分別描述如下：

（一）居家護理機構應變與防護措施

1. 資料收集、標竿學習：每日注意疫情時事變化、彈性調整應對方式

(1) **疾病資訊**：資料收集與相關課程學習

・**疾病認識**：對 COVID-19 新型冠狀病毒肺炎、嚴重特殊傳染性肺炎感染管制措施等。

・**疫苗了解**：施打 COVID-19 疫苗接種之臨床處置與建議，如：COVID-19 疫苗教育訓練簡報、COVID-19 疫苗接種場所因應可能發生全身性嚴重過敏反應之處置建議、疫苗接種需知暨接種評估及意願書、疫苗接種應注意事項等。

- **收集重要指引及教材：**如「嚴重特殊傳染性肺炎醫療照護機構感染管制相關指引」、「長照、社福、兒少機構及矯正機關工作人員照護具COVID-19感染風險服務對象之個人防護裝備說明」、「因應嚴重特殊傳染性肺炎疫情，醫療照護工作人員個人防護裝備建議」、「防疫期間醫療機構員工心理支持與協助建議措施」等。

- **標竿學習：**向大型醫療機構與優質同業居家護理機構標竿學習，防疫相關措施，與機動性調整因應方式，如：亞東紀念醫院、彰化基督教居家護理所—居家護理～防疫動起來、旺福居家護理所—防疫感染管制措施、聯順居家護理所等。

⑵ **人員教育與強化專業知識提升，落實衛教溝通（圖一）**

- **機構每人必須上課：**新冠肺炎傳染病與疫苗課程，建立正確知識，使用 E-learning 與實體課程（圖一）。

- **強化個人防護、實際練習與評值：**人員到個案家之穿脫隔離衣、N95口罩、外科口罩、面罩、鞋套、手套之全套防護設備。依據行政院衛生福利部疾病管制署（2021c）新型冠狀病毒（SARS-CoV-2）感染臨床處置暫行指引，立即執行適當的感染管制措施與標準防護措施，包括手部衛生、使用適當個人防護裝備，避免直接接觸患者血液、體液、分泌物及不完整皮膚等、安全注射行為、醫療廢棄物處理、環境設備的清潔消毒等（圖二）。

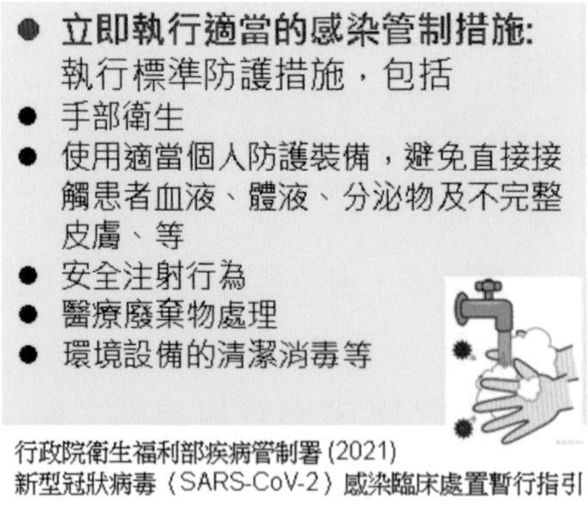

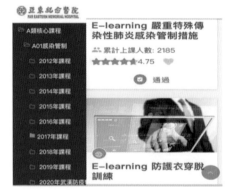

▲ 圖一　感染管制措施與 E-learning 課程

▲ 圖二　實體課程與個人防護：練習與評值

2. 修改作業流程：制定亞東居家護理所新冠肺炎防疫流程

(1) 每次居家護理師訪視前會電訪，進行 TOCC 篩檢評估與紀錄：針對個案與同住照顧家人詢問 **TOCC 篩檢**〔即身體症狀、旅遊史（travel）、職業史（occupation）、接觸史（contact）及群聚史（cluster）〕等（圖三）。

(2) 協助居家個案**參與視訊診療**，經醫師「視訊問診」或「電話問診」，幫助藥物調整與領取、不斷藥（圖四）。

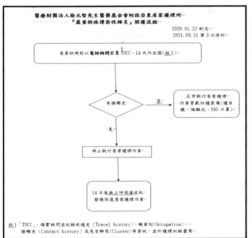

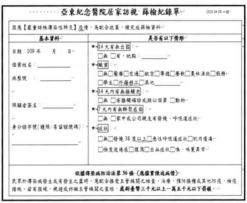

【TOCC】

▲ 圖三　亞東居家護理所新冠肺炎防疫流程與 TOCC 篩檢紀錄表

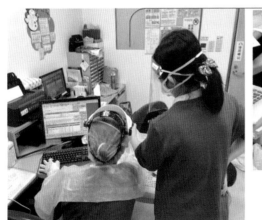

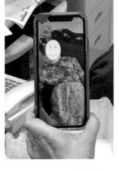

【視訊問診】

▲ 圖四　視訊診療：「視訊問診」或「電話問診」

(3) **醫病共享決策 SDM**：家訪居家護理師與家屬雙向溝通，說明「居家醫療團隊訪視」方案、好處與風險缺點（居家與機構）並簽名（一式兩份，一份留案家，一份病歷存檔）（圖五）。

(4) **落實家訪時個人防護裝備、安全注射行為：**

‧ **確保家訪與機構照護過程中暴露在最低的潛在感染風險（圖六）**

A. **手部衛生與環境設備的清潔消毒，隨身攜帶小瓶酒精**

a. 上下計程車、常碰觸點，雙手消毒。

b. 家訪照護過程，體溫計、血壓計、血氧機適時消毒。

c. 離開案家與返回辦公室前，訪視包與鞋子酒精消毒。

B. **使用適當正確個人防護裝備：**

a. 於社區走動戴外科口罩與面罩。

b. 降低與計程車司機說話次數，或約定合作計程車司機。

c. 更換管路過程：N95 口罩、面罩、外科口罩、隔離衣、鞋套、手套之全套防護設備，一家一套。

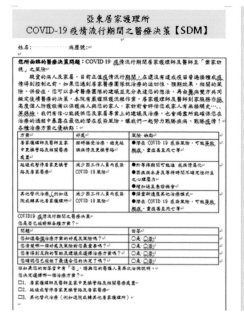
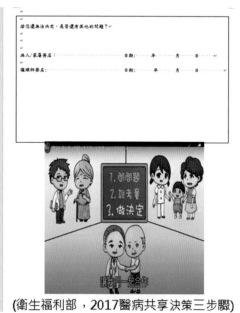

(衛生福利部，2017醫病共享決策三步驟)

▲ 圖五　亞東居家護理 醫病共享決策 SDM

C. 長照養護機構

a. 分區（一層一人）護理師全套防護，協助管路照顧，共同維護防疫照護。

b. 充分說明醫病共享決策 SDM：居家護理師與長照機構負責人雙向溝通，說明「醫院型態居家醫療團隊訪視」至機構更換管路與醫療處置方案、好處與風險缺點，並簽名（一式兩份，一份留長照機構，一份病歷存檔）（圖七）。

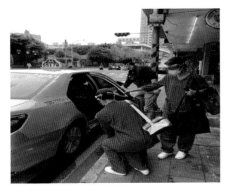
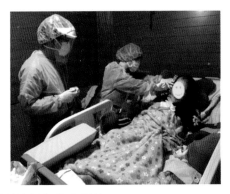

▲ 圖六　居家醫護團隊訪視與防疫措施

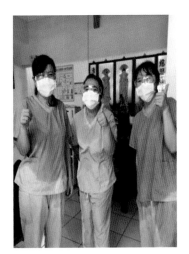
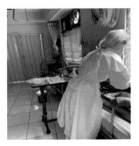
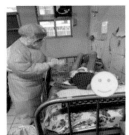
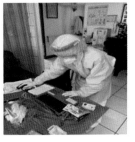
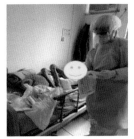

老人長期照顧中心(養護型)
分區(一層一人)全套防疫照護

▲ 圖七　長照養護機構訪視與防護照護

3. 人員保護

⑴ 分艙作業，拉大社交距離（圖八）

- 保持室內 1.5 公尺、室外 1 公尺之距離，維持室內不超過 5 人。
- 社區與醫院人員分開辦公室。

⑵ 同仁 100% 接種疫苗，提升個人防護免疫。 在完整接種兩劑（或一劑）後，對預防 PCR 確診 SARS-CoV-2（疫苗株或 D614G 株）之有症狀感染，其疫苗保護力約有六至九成（衛生福利部疾病管制署，2021b）（圖九）。

⑶ 列為高風險單位，每週居家同仁接受唾液 PCR 篩檢，確認健康無傳染之虞。

⑷ 每天自主健康管理回報身體狀況。

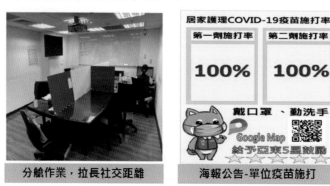

▲ 圖八　分艙作業海報公告

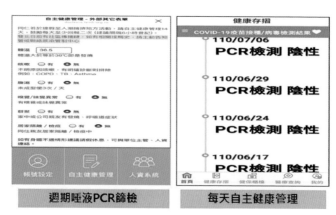

▲ 圖九　週期唾液 PCR 篩檢，每天自主健康管理

（二）居家個案與家人防護措施（圖十）

落實居家個案與家人防護措施之衛教，包括個人防疫、手部清潔、環境衛生、症狀觀察。

1. **運用衛生福利部疾病管制署—衛教圖示資料**，以提供家屬或外籍看護參考與諮詢。

2. **指導維持環境衛生及配置防護用品**：依據衛生福利部疾病管制署（2021a）「COVID-19（武漢肺炎）」因應指引：社區管理維護，經常接觸的物體表面進行消毒，使用步驟：

⑴用 1：50（當天泡製，以 1 份漂白水加 49 份的冷水）的稀釋漂白水／次氯酸鈉（1000 ppm），以拖把或抹布擦拭，留置時間建議 1 至 2 分鐘。

⑵或依消毒產品使用建議，再以溼拖把或抹布擦拭清潔乾淨，包括：

‧公共空間：門把、扶手、洗手間、各式觸摸式設備。

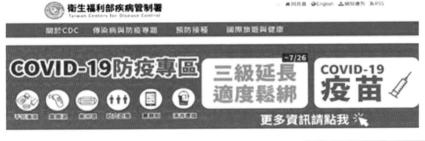

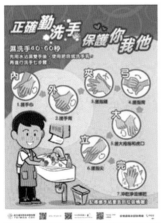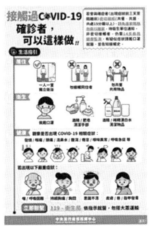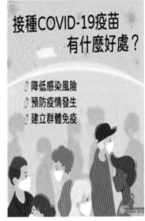

▲ 圖十　衛生福利部疾病管制署與圖示衛教單張官網下載區

· 擴音器和旋鈕、扶手、按鈕、空調出口。

（三）提升行動不便長者對抗新冠肺炎感染風險：
「在宅疫苗」接種

　　隨著疫苗施打高齡者年齡往下開放，是否忘了居家病人，還排不到順位怎辦？亞東紀念醫院居家醫療團隊向新北市政府衛生局提出需求，幫弱勢者爭取，衛生局了解本院在宅疫苗施打計畫後，立即回應委以重任，2021 年 6 月 21 日亞東居家團隊正式啟動。施打對象依新北市政府疫苗接種公告，分階段為居家醫護團隊協助「板橋區」「樹林區」，長期臥床行動不便長者進行在宅疫苗接種；目的是保護行動不便長者健康，以達群體免疫。在宅疫苗施打對象是以居家醫療的病人為基礎，包括：對失能且有醫療需求的患者，到宅提供醫療及整合照護；醫師診療評估，提供藥物處方；高齡者用藥安全管理：潛在不適當用藥、多重用藥；活動功能評估與介入；高齡整合病房轉銜；長照資源銜接；跨職類專業人員合作與介入（表一）。

表一　在宅疫苗施打規劃與整備

項目		整備內容
1	施打時段	每 3 小時，原 5 位改 4 位（逐一到家）
2	人力	醫 Dr：護 N=1：2，目前由家庭醫學科、居家護理團隊協助
3	防護裝備	N95 口罩、面罩、隔離衣、髮帽、鞋套、手套
4	資訊裝備	筆電、簡易軟體，疫苗使用系統「在宅」，區分施打地點，便於日後統計
5	藥學部	協助疫苗準備，疫苗站開起
6	廢棄物處理	攜回醫院處理
7	人資處	協助支援人力報備
8	啟始時間	上午開始；衛生局參與錄影記錄
9	計程車	第一天衛生局派租賃車協助，之後改以計程車出發

1. 當接獲名單前後，會進行 3 件事確認與 4 次評估

依新北市政府公告**長期臥床長者有接種疫苗需求之**申請流程，民眾致電區公所登記→衛生所評估→亞東紀念醫院到宅，當接獲名單後，我們會進行 3 件事確認，故至少要 1 個工作天以上，說明如下 1 至 3。

⑴ **3 件事確認**

- 醫師與居家護理師：可以家訪時間。
- 疫苗提供時間：與藥學部確認。
- 依民眾居住地安排路線，電訪家屬，確認到家時間。

⑵ **電訪內容**

- 是否同意在宅疫苗施打？
- 安排的時間是否方便？
- 初步評估長輩的身體狀況與接觸史，以及家人情形：如現在身體有無不適病徵（如發燒 38℃、嘔吐、呼吸困難、咳嗽、腹瀉等），過去注射疫苗或藥物是否有嚴重過敏反應史，有無相關接觸史（如：接觸居家隔離／檢疫中的親友）等（表二）。

⑶ **到個案住宅家之前與當天，會進行 4 次評估，才能決定是否能施打**

- 第 1 次：區公所名單到**衛生所時**評估。
- 第 2 &3 次：亞東**行前電話約家訪評估與當天出發前再評估**

A. **行前電話約家訪評估**：初步評估長輩的身體狀況與接觸史，以及家人情形：如現在身體有無不適病徵（如發燒 38℃、嘔吐、呼吸困難等），過去注射疫苗或藥物是否有嚴重過敏反應史，有無相關接觸史等。

B. **當天出發前再評估**：電訪再確認身體狀況。

- 第 4 次：居家醫護團隊**當天到家時**，醫師與護理師會進行當下評估—測量體溫、身體評估、用藥情形、過去病史，與疫苗注射前評估項目如：COVID-19 疫苗接種需知暨接種評估及意願書。

表二 COVID-19 疫苗接種需知暨接種評估及意願書

AZ（Astra Zeneca）COVID-19 疫苗：

評 估 內 容	評估結果	
	是	否
1. 過去是否曾發生血栓合併血小板低下症候群，或肝素引起之血小板低下症。		
2. 過去注射疫苗或藥物是否有嚴重過敏反應史。		
3. 現在身體有無不適病徵（如發燒 38℃、嘔吐、呼吸困難等）。		
4. 是否為免疫低下者，包括接受免疫抑制劑治療者。		
5. 過去 14 天內是否曾接種其他疫苗。		
6. 目前是否懷孕。		
7. 體溫：_____℃		

莫德納（Moderna）COVID-19 疫苗：

評 估 內 容	評估結果	
	是	否
1. 過去注射疫苗或藥物是否有嚴重過敏反應史。		
2. 現在身體有無不適病徵（如發燒 38℃、嘔吐、呼吸困難等）。		
3. 是否為免疫低下者，包括接受免疫抑制劑治療者。		
4. 過去 14 天內是否曾接種其他疫苗。		
5. 目前是否懷孕。		
6. 體溫：_____℃		

2. 在宅疫苗注射：前置作業

(1) 疫苗接種課程學習，提升疫苗注射前後之正確知能。

(2) 實務學習：門診區與大廳區，如：抽取疫苗、低溫運送、電腦操作、批價（圖十一）。

(3) 施打疫苗作業流程確認：在宅、機構與跨部門溝通協作，讓作業流程與衛教正確一致性。

(4) 嚴重過敏不良處置：家醫科醫師與居家護理師進行會議討論。

· 疫苗施打作業流程、嚴重過敏不良處置與藥品準備。

· 醫護情境擬真急救課程演練，確保在宅疫苗施打正確與安全性（圖十二）。

3. 在宅疫苗注射：（圖十三）

藥學部：分配疫苗與協助抽取 4-5 支疫苗。

(1) 標註好疫苗名稱與有效時間。

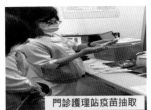
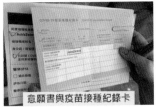
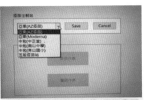

門診護理站疫苗抽取　　意願書與疫苗接種紀錄卡　　在宅疫苗站查詢紀錄-電腦畫面

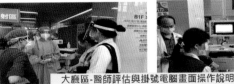

大廳區-醫師評估與掛號電腦畫面操作說明

▲ 圖十一　在宅疫苗注射：前置作業抽取疫苗、低溫運送、電腦操作、批價

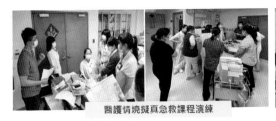
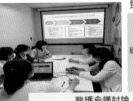

醫護情境擬真急救課程演練　　　　醫護會議討論

▲ 圖十二　醫護情境擬真急救課程演練與會議討論

1. 使用前檢視疫苗外觀是否有不溶之顆粒。
2. 疫苗一旦開封，需標示開封時間及屆效時間（開瓶+6小時），於2~25°C環境保存，6小時內用畢，未用畢者即需丟棄。
3. 以無菌針具抽取0.5 ml之疫苗進行肌肉注射。

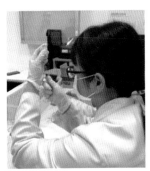
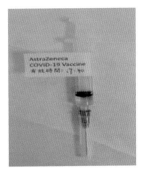
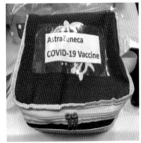
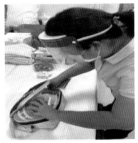

▲ 圖十三　藥師協助疫苗準備與居家護理師保冷袋加冰寶低溫運送

(2) 從開始抽的那一刻起，6 小時內用畢，存放條件 2 至 25ºC，居家護理師以保冷袋加冰寶低溫運送攜帶到家中。

(3) 因配合院內疫苗接種時間，在宅施打疫苗個案合併在全院預訂施打名單中，共同分享藥品，就無剩下疫苗的問題。

4. 在宅疫苗施打與家屬感人的回饋

居家醫護團隊開始進行在宅疫苗接種至 9 月底，已協助行動不便長者接種疫苗共 128 位，出訪 30 個時段，於家訪時個案與家屬常予團隊正向的感謝回饋。

實例故事分享 1：一位蔡阿嬤 89 歲，平時有居服員陪伴照顧，單腳拐杖使用，家住 5 樓，近因不慎在家跌倒，腳腫大，無法行走，案主擔心此疫情，希能打疫苗又因行動不便苦惱不已，得此消息後，立即向區公所申請，經衛生局與亞東團隊評估並快速安排到家，案主表示：「還好有亞東居家醫師與護理師來家裡看媽媽，因媽媽有高血壓、糖尿病慢性病，現又跌倒，腳不能走路，我們很擔心是否可以打疫苗，現有您們的專業評估後，讓我們很放心給媽媽打疫苗，且不用勞師動眾外出，又能保護媽媽，真的很感謝！」（圖十四）

在宅疫苗施打與家屬感人的回饋

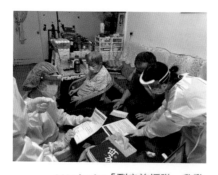
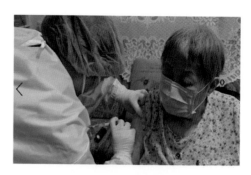

2021/06/22「到宅施打隊」啟動
亞東居家團隊到宅施打行動不便長者，衛教家屬疫苗接種注意事項
資料來源:亞東公關室/鄭宇馨

▲ 圖十四　在宅疫苗施打：實例故事分享 1

實例故事分享 2：蔡阿公因做心導管後，臥床需人照顧，接受亞東居家醫護團隊定期家訪，阿公每天看著新聞裡的疫情十分擔憂，在 6 月中開放高齡長者可施打疫苗後，新聞報導各處施打情形，卻無奈久走會喘且家住公寓 5 樓，阿公嘴裡總嘆氣喊著自己是：「看得到疫苗但打不到啊。」女兒隨即連繫護理師後得知有在宅施打服務，申請後兩天即接到亞東紀念醫院來電可至家中施打，除了醫師、護理師還會攜帶緊急狀況處理的藥物前來，在家中也能有一樣萬全的照顧，女兒蔡小姐說道：「這波疫情年紀大又有慢性病的長者很容易發生重症，眼看外面施打疫苗的情形，爸爸年齡到了卻無法打到疫苗心裡很著急，真的很感謝衛生局及亞東紀念醫院團隊在疫情期間還可以到府服務，解決我們燃眉之急，讓阿公免於重症、降低新冠肺炎染疫風險，我們家裡的人現在都安心不少了。」（林品馥居家護理師，圖十五）

實例故事分享 3：「廖先生」年輕時自雲林北上工作，選擇在板橋落地生根，父母仍在家鄉居住，但一家人醫療問題都是選擇在亞東紀念醫院，媽媽的膝關節也是在亞東紀念醫院換的，幾年前爸爸中風倒下，也是緊急自雲林北上治療，在亞東醫療團隊協助下慢慢恢復，廖先生很感謝在住院中就有出院準備服務個管師協助後續照護的事情，讓他們回家後不會很慌亂，同時也安排了長照 2.0 的復能服務，讓爸爸在家也有專業老師帶著他復健，可以坐起來和站立，同時居家醫療及居家護理團隊的進家，協助了廖先生照顧失能無法行走的爸爸，解決無法往返醫院回診的問題，讓爸爸在家也有醫學中心等級醫師及護理師的專業服務，令他感動的是這次疫情來勢洶洶，電視也

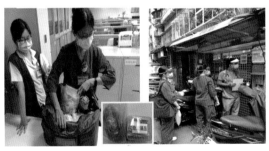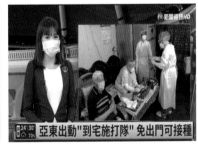

居家醫護團隊走進社區，針對行動不便長者在家協助施打疫苗，包括出發前用物準備與到案家的準備

資料來源：2021/06/25 亞東居護/華視新聞

▲ 圖十五　在宅疫苗施打：實例故事分享 2

不斷播放許多有慢性病長者不幸因染疫過世的新聞，腦海中想著要如何讓爸爸打疫苗時，此時亞東居家團隊及時伸出援手，可以到宅打疫苗，看著醫師及護理師穿著隔離衣，帶著疫苗及急救用物，不畏炎熱只為了讓不方便外出的長者，能夠順利打到疫苗對抗這波疫情，真的令廖先生感動及感謝，謝謝亞東紀念醫院照顧了他們一家人每個階段的醫療問題，廖先生自許已是板橋人，亞東紀念醫院真的是板橋人的醫療好朋友！（劉玉玲副護理長）

（四）參與確診已完治病人與家人銜接長照之微光守護專案

1. 依據新北市政府衛生局與柏拉罕合作社（2021）微光守護─無親友照顧之居家隔離者短期急迫性照顧專案，說明如下：

此專案於 5 月疫情期間建構「短期急迫性照顧專案服務指引」，新北市政府衛生局與有限責任臺灣伯拉罕共生照顧勞動合作社以及 5 家居家式護理長照機構成為社區合作夥伴，協助個案從醫院端出院返家仍需居家隔離、自主健康管理、完治者或高風險無親友照顧的個案需連續性的居家照護，運用遠距生理監控及視訊關懷確保個案的健康需求及狀態，視其需求轉介醫療服務或各項長照服務。本院為新北市醫學中心，建構更完善實際運作模式，以及因應返家康復之路與未來疫情再起。

2. 服務對象

⑴ 無親友之非染疫者：獨居或老老照顧有居家照顧需求者。

⑵ 接觸者：指家庭成員為確診者，已前往醫院或集中檢疫所隔離，個案有居家照顧需求。

⑶ 已完治確診者：已於醫院或集中檢疫所返家，但仍擔心有風險，無法獲得居家照顧需求。

3. 風險等級、個案類型：分為零級 - 因疫情停案長照案、第一級─無親友非染疫者、第二級─接觸者、第三級─已完治確診者。

4. 服務項目：居家護理評估及衛教、居家醫師遠距視訊問診、居家照顧服務、居家遠距照護、社區藥師藥事諮詢及送藥服務、社會資源轉介。

5. 與醫院合作方式：本院出院準備服務評估與轉介：(1) 發現個案、送審核；(2) 轉介本院居家單位（居家護理所與居家服務所）；(3) 轉介他院居

家式長照機構之合作單位。

6. 服務成效：疫情期間共服務 5 位完治確診者與 1 位老老照顧，其中第一位完治確診者無管路、獨居個案服務 33 天，已能生活自理，自我照顧，自行下樓買東西不用陪伴，預約長照車隊返診就醫胸腔科門診，無再入急診住院，回歸社區與增加社會參與；服務前後以生活品質量表（EuroQoL Scale, EQ-5D）測得 5 個健康層面，分別為可移動性、自我照顧、一般活動、疼痛／不適、焦慮／憂鬱的健康狀況評分計算，從「一些」與「極度問題」改善到「沒有問題」（總分 11 分改善到 5 分），自覺身體健康狀況變好從 60 分提升到 80 分，並分享照顧經驗（圖十六、表三）。

結論

這波疫情下居家護理師走在社區到個案的家中，首當其衝即是面對長照家庭的照顧壓力與家屬的擔心與害怕等情緒反應，初始的負向反應影響著護理師們心裡的感受，主因是社會氛圍、防疫認知與能力的識能不足而生，因此，除了配合政府防疫政策與計畫節奏，積極運用與應變，彈性調整護理機構內相關防疫作業流程與加強防疫設備措施，建立正確觀念，在熟悉的環境

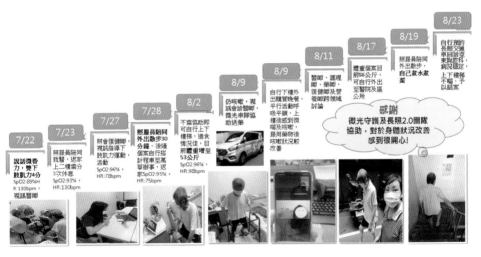

▲ 圖十六　微光守護第一位完治確診者康復成效

愛在防疫蔓延時，微光守護您

單位：亞東紀念醫院、亞東居家護理所、亞東居家長照機構

作者：林易萍、吳待芬護理師

日期：2021 年 10 月 1 日

　　午後例行工作，一如往常拿起電話打了一通關心電話，電話那頭傳出宏亮有力聲音說著：「林護理師您好！我現在獨自在外面處理事情，我爬樓梯也不會喘了！我好高興恢復正常生活！很感謝你們！」很難想像 2 個月前，志村伯伯（化名）是 COVID-19 染疫後重症個案，連走路都喘，對於未來相當無助，能恢復正常生活都是段遙遠的距離。

　　志村伯伯 69 歲、離婚、育有一女、從事計程車司機、目前獨自租屋於新北市板橋區，5 月 27 日倒在路邊，119 送入亞東急診後醒來，意識清楚，自訴呼吸喘、咳嗽多天，住板橋平常在萬華接送客人因而染疫，因喘經歷插管及入住加護病房，歷經快 2 個月治療，7 月 20 日出院。因伯伯和家人關係不佳，返家後獨自居住於租屋處，無人照料，當出院準備服務為了伯伯返家後照護感到憂心不已時，亞東紀念醫院因緣際會下參與新北市衛生局和伯拉罕共生照顧勞動合作社共同發起之「微光守護計畫」，照顧染疫後返家個案，透過出院準備轉介，志村伯伯成為亞東第一個微光個案。

　　7 月 22 日護理師首次進家，志村伯伯租屋處為 2 樓公寓隔間之分租套房，1 層 4 戶，套房間有 1 長廊，他的房間位於最尾端，進家時伯伯使用助行器行走至 2 樓公區門口，顯喘及費力，住處約 4 坪大小，1 張床、桌子及衛浴，房內無法開伙，僅有電鍋及卡式爐做簡單烹煮。透過微光計畫由護理師連接長照資源讓照服員能儘快進家協助志村伯伯之日常照護，包含：送餐、陪同就醫、陪同外出、洗澡等。為了要即時上傳生命徵象數值，使用電子設備協助遠距照護，然而科技化設備對於雙方都是一大考驗，身為照顧者的我們必須先學習平板的操作，對於常使用 3C 產品的我們或許不是難事，但對於老人家是學習的一大挑戰。當天悶熱的午後，護理師穿著悶熱隔離衣，戴著面罩及 N95 口罩不厭其煩的指導電子設備的使用及衛教生活注意事項，同時也請醫師、復健師加入視訊診療讓照顧更全面，隔離衣下的工作服早已溼透，面罩也已模糊不清，但身體的悶熱顯的微不足道，此時內心百感

交集，滿滿心疼，一場疫情不費吹灰之力將一個身強體壯之人擊倒，造成多少家庭之生離死別，不禁紅了眼眶，也期望盡一己之力，延續在防疫旅館熱忱繼續照護染疫後個案。

透過每天上傳的生命微象數值可了解伯伯血壓、心跳、血氧及體溫變化，經由視訊溝通遠距離就可知道他的現況，予以立即性的處理。某天志村伯伯照護期間因咳嗽導致胸痛，透過和家醫科醫師視訊診療後開立藥物，正煩惱該如何將藥物送達伯伯家時，想起計畫案微光車隊送藥服務，拿起電話撥打車隊負責人，立馬回應：「沒問題！」感受到一股義無反顧、無所畏懼之心，很有效率的，醫師、護理師及車隊的合作解決個案看診及取藥問題。照顧個案不僅醫療團隊，也很感謝許多無名英雄，「微光車隊」──暗黑疫情中的微光，新北長照交通轉型為抗疫車隊，公部門和民間團體攜手合作打了一場漂亮的民眾安心返家後送戰役。而他們也延續了服務的心，繼續在「微光守護計畫」中盡一己之力。

照護期間，一天天看到伯伯的進步，從拿著助行器行走到獨立行走，無法上下樓梯到自行上下樓，每天關懷讓他感到溫暖。某天詢問伯伯，護理師每天打電話給您會不會覺得很煩，他說：「哪會！好在有你們的陪伴，讓我更有信心面對未來，染疫後真的覺得人生無望，都在想為何是我！有你們的鼓勵及幫忙我會努力讓自己好起來！」志村伯伯最終期望是回歸工作，8月23日因伯伯生活自理已無礙，且已能自行搭車至萬華訪友，微光計畫予以結案，雖仍無法回歸工作但可恢復原本生活，看到伯伯康復感到開心及成就感，透過微光守護成功讓染疫者身心靈回復，讓他不會感到孤單，這也就是讓我們持續從事居家護理工作的動力。

病毒的可怕這次讓大家都有深刻的體驗，病毒無法完全滅絕，戴口罩、勤洗手及增加自己免疫力是不二法則，身為長照工作者更著重預防保健這區塊，進入社區中教導正確的防疫觀念，期望每天 +0，不久將來能回到過往無所限制的生活。

與作業面上實際演練提升知識與技能；同時保護同仁們身心健康，提升防護力，且將這些大量的訊息及信息整合，與互相的溝通改善日常生活照顧，並賦能鼓勵主動參與專業照顧，將知識能力運用需要照顧的長照個案與家庭，甚至跨團隊合作願意投身照顧確診完治返家需復能與追蹤照護的個案。

長照護理師屬於進階護理，包括居家護理師、安寧護理師、出院準備服務個管師、急性後期照顧個管師與居服督導等多元護理師，在這場防疫戰中是整個急性醫療照護的後端連結與照護角色，因此除了鞏固現有專業工作之外，單位同仁更積極地轉換護理角色投入確診個案的照顧，如：加強版集中檢疫所、專責病房與加護病房、社區與在宅疫苗的注射，確診完治者康復之路，皆責無旁貸全身心的投入，感動之餘更深刻體會到護理師皆有南丁格爾護理人員的特質，因「善良」的護理初心，「我願意」的服務熱誠，以及神聖的「使命感」，從疫情演變到護理角色重塑，充分看到護理的真、善、美（圖十七）。經此文分享期能作為護理同儕日後照護長照個案之參考，並在提供彈性的應變能力外，同時適時調整防疫措施，以正向態度面對疫情與新常態生活。

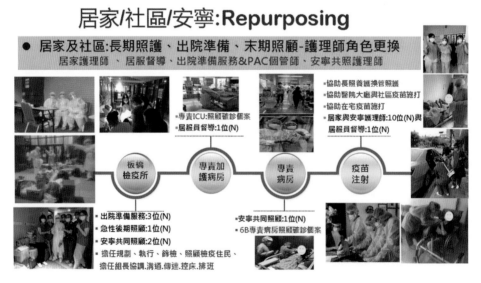

▲ 圖十七　長照護理師防疫期間多元護理角色重塑與投入

● 參考資料

王鳳葉（2021）．COVID-19 感染預防和控制：居家照護防疫策略．呼吸治療，*20*（1），p81-88．http:// doi.org/10.6269/JRT.202101_20(1).0010

有限責任臺灣伯拉罕共生照顧勞動合作社（2021 年 7 月 19 日）．*微光守護—無親友照顧之居家隔離者短期急迫性照顧專案*

何美瑤、曾明月、許淑敏（2010）．居家護理師在長期照顧的角色拓展．護理雜誌，*57*（4），23-28．http://dx.doi.org/10.6224/JN.57.4.23

何美瑤、蔡玲君、邱金菊（2007 年 6 月 23 日）．居家護理品質初探．於劉顯達編著，*2007 南台灣健康產業學術研討會論文集*（頁 128-140）．屏東：美和技術學院

林增玉、洪靖慈、曾士誠、林俊祐（2020）．醫院環境及設備消毒以預防 COVID-19 感染之探討．*台灣衛誌，39*（3），337-341．http:// doi.org/10.1056/NEJMc2004973

洪聖惠、柯彤文、許瑋庭、朱嘉琳、王拔群（2017）．病家參與新利器～談醫病共享決策．*醫療品質雜誌，7*（1），26-34

陳立奇（2020）．健康識能於 COVID-19 疫情下之重要功能與角色．*北市醫學雜誌*，1-8．http:// doi.org/10.6200/TCMJ.202010/PP.0020

衛生福利部（2021 年 8 月 20 日 a）．*長期照顧十年計畫 2.0：長照服務量*．https://1966.gov.tw/LTC/cp-3948-41555-201.html

衛生福利部（2021 年 8 月 20 日 b）．*長期照顧十年計畫 2.0：長照服務使用者人口學特性*．https://1966.gov.tw/LTC/cp-3948-41555-201.html

衛生福利部（2021 年 8 月 20 日 c）．*台灣疫情報告*．https://covid-19.nchc.org.tw/dt_005-covidTable_taiwan.php

衛生福利部疾病管制署（2021 年 8 月 20 日 a）．*「COVID-19（武漢肺炎）」因應指引：社區管理維護*．2021 年 6 月 24 日第四版．https://www.cdc.gov.tw/File/Get/O-Jxj9Uj8C4s6CSOl99RHw

衛生福利部疾病管制署（2021 年 8 月 20 日 b）．*2019 年新型冠狀病毒要怎麼消毒？* https://www.cdc.gov.tw/Category/QAPage/B5ttQxRgFUZIRFPS1dRliw

衛生福利部疾病管制署（2021 年 8 月 20 日 c）．*新型冠狀病毒（SARS-CoV-2）感染臨床處置暫行指引*．2021 年 7 月 13 日第十三版．https://www.cdc.gov.tw/File/Get/GE-cLga52awm9aKR5ni3Ag

衛生福利部統計處（2021 年 8 月 20 日）．*醫療機構現況及醫院醫療服務量統計：護理機構及精神復健機構服務量統計—按開（執）業類別分*．https://dep.mohw.gov.tw/dos/cp-5099-62319-113.html

衛生福利部中央健康保險署（2021 年 8 月 20 日）．*第五部居家照護及精神病患者社區復健：第一章居家照護*．https://www.nhi.gov.tw

譚家偉、陳可欣、張秀如、黃珮玲、鄭思敏、李佳穗、陳作孝、劉秋芬、周昀昀、薛曉筑、李惠蘭、賈淑麗、王英偉（2020）．從病人的觀點探討醫病共同決策的價值．*醫療品質雜誌，14*（1），36-41．http:// doi.org/10.3966/199457952020011401008

Anja, K. K., Katharina, U. S., & Georg, W. A. (2021). Shared Decision Making during the COVID-19 Pandemic. *Medical Decision Making, 41*(4), 430–438. http://doi: 10.1177/0272989X211004147

Centers for Disease Control and Prevention (CDC) (2020). GuideLINE for disinfection and sterilization in healthcare facilities. Available at: https://www.cdc.gov/infectioncontrol/pdf/guideLINEs/disinfection-guideLINEs-H.pdf

Nabih, M. L., & Samaa, A. T. (2020). Coronavirus disease 2019(COVID-19) prevention and disinfection. *International Journal of Nuclear Medicine and Biology, 2,*10-14. http:// doi.org/10.36811/ijbm.2020.110019

Neeltje van, D., Trenton, B., Dylan, H. M., Myndi, G. Holbrook, A. G., Brandi, N. W., Azaibi, T., Jennifer, L. H., Natalie, J. T., Susan, I. G., James, O. L., Emmie de, W., Vincent, J. M. (2020). Aerosol and surface stability of HCoV-19 (SARS-CoV-2) compared to SARS-CoV-1. *The New England Journal Medicine, 382,* 1564-1567. http:// doi.org/10.1056/NEJMc2004973.

Sean, W. X. O., Yian, K. T., Po, Y. C., Tau, H. L., Oon, T. N., Michelle, S. Y. W., Kalisvar, M. (2020). Air, surface environmental, and personal protective equipment contamination by severe acute respiratory syndrome coronavirus 2 (SARS-CoV-2) from a symptomatic patient. *JAMA, 323*(16), 1610-1612. http:// doi.org/10.1001/jama.2020.3227

Zhaohai, Z., Fang, P., Buyun, X., Jingjing, Z., Huahua, L., Jiahao, P., Qingsong, L., Chongfu, J., Yan, Z., Shuqing, L., Chunji, Y., Peng, Z., Yangbo, X., Hangyuan, G., & Weiliang, T. (2020). Risk factors of critical & mortal COVID-19 cases: A systematic literature review and meta-analysis. *Journal of Infection, 81*(2), 16 - 25. http:// doi.org/ 10.1016/j.jinf.2020.04.021

影像醫學科因應 COVID-19 之防疫管理

林芮祁 [1]、洪思穎 [2]、錢信德 [3]、賴彥君 [4]

亞東紀念醫院影像醫學科放射師 [1-3]、主任 [4]

◗ 摘要

　　防疫管理是持續維持醫療量能非常重要的課題。而此課題非單人可以推動，需要全院全部門一起擬定政策，共同推動才能成功。亞東紀念醫院身為醫學中心被列為重症收治醫院，因此，放射科也同步在院方感染控制中心指導下，先擬定人員自主健康及防疫物資等管理，進一步在 2021 年 5 月 17 日疫情進入白熱化階段，依據門診、急診、住院動線，啟動單位分艙分流作業。加強人力盤點，積極投入防疫作為，每日觀察影像檢查變化需求，進行滾動式調整。本篇文章為實務經驗分享，針對 5 個面向做陳述：擬定人員自主健康及防疫物資等管理、審視硬體設備空間執行分艙分流、每日監測業務變化機動調整因應策略、配合政府防疫政策調配支援外派人力及提升受檢者的信心穩健踏上復歸之路。然每個醫院人力設備空間動線或有差異，但防疫策略及思考的細節或可互相觀摩學習。

◗ 前言

　　參考《台灣因應 COVID-19 之防疫管理及分艙分區分流：南部某醫學中心經驗》（楊，2021），足見防疫管理是在本次疫情爆發時，持續維持醫療量能非常重要的課題。而此課題並非單一人可以推動，需要全院全部門全員工一起擬定政策，共同推動才能成功度過疫情衝擊。2019 年 12 月份中國湖北省武漢市出現數名不明原因病毒性肺炎病例，世界衛生組織（World Health Organization, WHO）一開始未明確公布此類新型冠狀病毒（Novel

Coronavirus）具人傳人現象（張，2013）。感染個案臨床表現主要為發燒、咳嗽、呼吸困難及胸部 X 光片呈雙肺浸潤性病灶（衛生福利部疾病管制署，2020 年 2 月 27 日）。臺灣則於 2020 年 1 月 21 日出現第一例確診個案，正式宣告進入積極防堵疫情的階段（WHO, 2020）。依照臺灣疾病管制署（Centers for Disease Control and Prevention, Taiwan, T-CDC）規範，醫院分艙分區分流是極重要作為（衛生福利部疾病管制署，2020a）。回顧 2003 年全國捲入 SARS 風暴之中有 0.34% 的醫院工作人員轉為疑似或感染病例，當時便提出分艙分區分流作為建議。2020 年 2 月 29 日國內爆發第一起 COVID-19 院內感染，3 名護理人員受到感染、單位工作人員全部居家隔離的類似狀況（Lee et al., 2003）。現今國際疫情越發險峻，2020 年 3 月臺灣境外移入 COVID-19 個案已遽增至 300 多人，T-CDC 為避免疑似 COVID-19 個案集中於大醫院，造成急診壅塞及引發院內傳播，進而影響醫療院所之服務量能（盧映慈，2020）。故指定全國 161 家社區採檢院所及 50 家重度收治醫院，並需依下列原則開設專責病房：收治原則為一人一室並需依據罹病風險及疾病嚴重度進行病人安置，病人及工作人員動線分流，工作團隊應分區並固定工作或休息、不跨區服務（衛生福利部疾病管制署，2020b）。

亞東紀念醫院身為醫學中心更是重症收治醫院，因此，放射科也同步在院方感染控制中心指導下，先擬定人員自主健康及防疫物資等管理，更在 2021 年 5 月 17 日疫情進入白熱化階段，依據本院的門診、急診、住院動線，啟動單位人員分艙病人分流作業，加強人力盤點，積極投入防疫作為，持續監測影像檢查變化需求，每天進行滾動式調整，在後疫情時代如何接續醫療復歸更是各院都面臨的艱鉅考驗，故分享本院放射職類的經驗，期望本院防治新型冠狀病毒疾病的防疫管理與作為，能成為他院或其他新興傳染病防治之參考。

防疫管理

採時序方式說明單位防疫管理步驟，共分為五大部分：

（一）擬定人員自主健康及防疫物資等管理

本院位於新北市，外縣市移動人口占比非常高 地理位置鄰近桃園林口及臺北萬華等疫情熱區，在臺灣出現第一例 COVID-19 確診案例時，本科就已經超前規劃與部署，規劃落實員工健康自主管理，用 LINE Bot 綁定員工編號，上班打卡時同步上傳通報體溫及接觸史等 TOCC 必要資訊（圖一），全員防護裝備穿脫教育訓練及考核、依據本院動線明訂疑似及確診病人檢查流程，設定乾淨區（同仁可卸除裝備休息及用餐區域）、髒汙區（同仁需著適當裝備執行影像檢查），利用 Google 表單做防疫物資盤點管理（圖二）設定每日正常消耗量，專人管理物資庫存量。

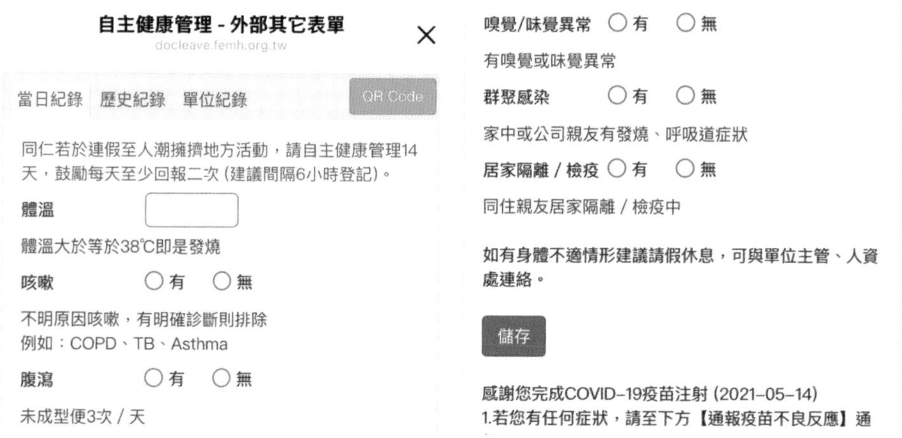

▲ 圖一　LINE Bot 自主健康管理示意圖

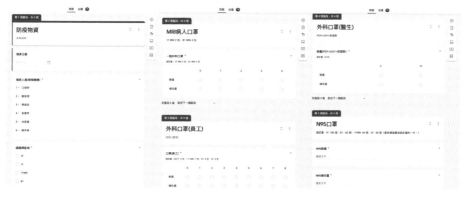

▲ 圖二　防疫物資 Google 表單示意圖

（二）審視硬體設備空間執行人員分艙分流

　　為保有優質的醫療照護人力，降低醫療人力的照護直接受到院內感染的衝擊，影像醫學科於 2021 年 5 月 17 日依疫情啟動人力應變措施；分流部分，以門診、急診、住院病人作為來源別，然後以基礎的常規 X 光、CT、MR、緊急介入性檢查為疫情期間必要維持的業務，盤點本院影像醫學科各樓層相關影像檢查設備並妥善分配業務。盤點結果分別在 2 樓有常規 X 光 4 部、CT 1 部、介入性檢查設備 2 部；一樓有常規 X 光 4 部、CT 1 部、MRI 1 部；B1 設有 CT 1 部、MRI 2 部；另全院共計有移動式 X 光機 3 部可供運用。

　　盤點完畢後，依據醫院病人運送動線進行分區及病人分流與感控原則執行（如圖三）；再將工作人員依據下列對策安排配置：

　　1. 依各樓層工作量與照護特性，固定工作人員（含醫師、護理師、放射師、櫃台人員）。

　　2. 暫停一切非必要檢查，門急住影像檢查不跨區執行。

　　3. 人員分樓層自主排班及調度人力。

　　4. 主動給予該區域清潔人員必要防護及協助。

　　5. 急診區與門診區關閉通道，禁止兩區病人及陪病者交流。

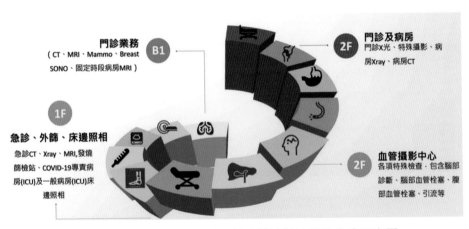

▲ 圖三　亞東紀念醫院影醫科硬體設備及業務分流示意圖

01

劃分髒汙區、乾淨區、恪守生活公約

• 劃分急診工作區及休息區

• 打破傳播鏈，嚴格規範生活公約

03

放射師、醫療技術員

• 配合政府防疫照顧假

• 支持院方外展計畫人力調配

02

施打疫苗、高危區每週PCR

• 疫苗接種率99%

• 定期PCR陰性率100%

04

醫師

• 依據專長分艙（樓層）

• 啟動遠距居家繕打報告

• 啟動視訊醫療門診

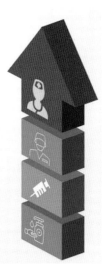

▲ 圖四　亞東紀念醫院影醫科人員盤點示意圖

6. 由醫療組長統一協助急診區域人員餐點、防疫物資撥補、乾淨區與髒汙區劃分。

7. 由行政組長依同仁個別需求進行關懷與心理支持等，適時將心力交瘁之同仁調度至其他業務或班別。

最後，考量疫情變化詭變，因此特別綜合上述 1 到 7 項對策，搭配當下疫情變化隨時進行滾動式調整；本單位依據中央流行疫情指揮中心所公布疫情警戒級別分為四級，分別針對感控、人力、硬體空間及維持業務等子項目做出矩陣對應表（如表一），方便同仁了解遵守，並提供管理幹部做出合適的應變措施。

等級一級時，要求面對病人時必須戴口罩、勤洗手、環境清潔及自主健康管理、體溫回報等人員及空間必要防疫原則，維持必要醫療量能為優先，關注疫情發展，單位運作暫不啟動任何措施；等級二級時，除級別一的應變措施外，另加強疫調強度，除加強監測員工自主健康管理回報外，針對受檢及陪檢者填寫 TOCC，並限制候檢區容留人數，保持必要的社交距離。等級三級時，除級別二的應變措施外，啟動分艙分區分流啟動分區（組）上班並提升人員執行檢查時的防護裝備；等級四級時，縮減單位常規業務僅提供急

表一　警戒級別對應應變措施原則

影像醫學科分級應變措施及規範

分級	Levle4	Levle3	Levle2	Levle1
感控規範及防護裝備	密集定期PCR檢測	1. 全院分區管制 2. 急診區加著連身式防護衣、防水隔離衣及腳套 3. 定期PCR檢測	1. 急診區域有限度的開放 2. 全區N95以上等級口罩、面罩、髮帽、隔離衣	1. 全區開放 2. 執行確診及高危者著防水隔離衣、手套、N95以上等級口罩、面罩、髮帽及腳套。
人力調整	人員分組上班，避免接觸以及使用電子交班系統	定期關懷員工，規劃Burn Out輪替計畫	1. 依照樓層及專業技術分艙 2. 固定人員支援其他樓層 3. 急診區域人員不輪替	人員互相支援且可以跨樓層流動
檢查項目	降載非必要檢查	1. 依照政府指示停辦乳房篩檢業務 2. 侵入性業務恪守一進一出原則。 3. 戶外篩檢站派遣人力駐點	1. 依照政府指示停辦/停辦乳房篩檢業務 2. 戶外篩檢站於有需求時駐點兩小時	戶外篩檢站於有需求時派人力前往
環境清消	每4小時紫外線消毒檢查空間	1. 每次檢查前後漂白水擦拭環境，酒精擦拭儀器。 2. 每日紫外線消毒檢查空間	規範病人進入檢查室使用酒精清潔雙手	檢查室內放置酒精供病人自行取用
病人分流（硬體設備動線）	1. 共同來源別設置在同一樓層或攝影室 2. 檢查時間>15分鐘之病人，需有3日內抗原陰性報告		1. 部分檢查開放不同來源別可於同一空間受檢。 2. 非急診病人可進入急診機房受檢，家屬可進入。	所有業務正常運作
空間容留限制	設置各區域容留人數 等候座位採間隔就坐，保持社交距離 公共區域增設酒精及宣導民眾共用物品使用前清消，打斷傳播鏈			無

診、病房 X 光、CT 檢查及緊急介入性治療，所有病人集中至一樓執行。工作人員分為四組，每班 12 小時，人員採用電子通訊軟體交班，避免近距離接觸感染。若有一組同仁確診或被匡列隔離，則由其他組別遞補至該組人員復歸。

（三）每日監測業務變化機動調整因應策略

　　自 2021 年 5 月 17 日疫情爆發，每日監測常規 X 光、CT、床邊照護等業務量變化。由圖五得知疫情期間門診業務量下降約七成，床邊照護及急診戶外篩檢業務上升 550%。而因戶外篩檢業務需固定 1 台移動式 X 光機，故院內能使用的移動式 X 光機扣除需常態支援急救室緊急業務所需留守 0.5 台設備，盤點全院移動式 X 光機後，得知僅有 1.5 台移動式 X 光機設備能執行每日各樓層病房及專責病房的床邊照護業務量。盤點人力足夠但設備無法消化臨床需求的檢查量。因此著手分析週間業務量的變化及尖峰值；發現星期一大夜（星期日跨星期一）為業務量高峰，最高時可達百餘張。而在兼顧感控原則下，確診者完成檢查後，放射師需將移動式 X 光機退至前室或病室外走道區進行人員防護裝備的穿脫及設備片匣的清消擦拭，完成後方才進

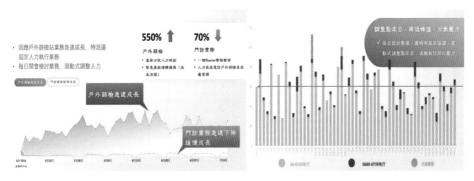

▲ 圖五　疫情期間常規 X 光與床邊照護業務量

行下一床的檢查。流程非常費時費力，幾乎需要比平時同樣的檢查多出一倍的時間，造成放射科在疫情期間業務量非常大的負荷，故討論出以下對策因應：

1. 計算出 8 小時大夜班可消化的業務量約為 60 張，故設定為監測閾值。

2. 與臨床單位協調週間點床日，並請病房非必要情況避開大夜班執行床邊照護檢查。

3. 緊急增購移動式 X 光機分攤工作負荷。

由圖五趨勢得知，經由上述對策實施有效地分散了床邊照護業務量的尖峰值，讓放射師同仁的壓力得以分散。而後期病房及門診隨著疫情趨緩，業務量緩步回升，也讓人力得以逐步銜接復歸的影像檢查業務。

（四）配合政府防疫政策調配支援外派人力

疫情初期因為門診降載，著實各項業務都驟減。在盤點人力時發現原本預設在各樓層支援的人力都會出現閒置的現象，因此擬定以下對策因應：

1. 計算出各區域最低人力需求；交由各區域自主管理休假人力。

2. 各區域負責人前一日需回報扣除已申請休假的閒置人力。

3. 配合全院相關單位外派業務，提報名單支援防疫工作。

經統計整理，疫情期間放射科共釋出 85 人次的人力供全院防疫業務運用，支援內容包括門診戶外快篩、新北市中和、五股地區及院內的疫苗注射站、全院各崗哨站點、收治病房整建業務。包含職類有放射科醫師、放射

師、護理人員、行政人員等。合計共支援疫苗注射站 22 人次、崗哨站點 24 人次、門診戶外快篩 7 人次。另有一些場次臨時取消則不列入統計呈現。

（五）提升受檢者的信心穩健踏上復歸之路

隨著疫情趨緩，各項業務需逐步恢復。然而受檢者就診信心不足導致臨時取消或延後排程，仍是放射科極大的考驗，因為檢查設備需要固定在醫院，故無法遷就受檢者，為不影響全院政策，因此整理出各區域的具體防疫作為，主動讓受檢者知道。擬定出以下幾項作為，製作海報張貼於區域內：

1. 呈現各區域同仁定期篩檢 PCR 的陰性率。
2. 呈現各區域同仁已完成疫苗接種的執行率。
3. 呈現各區域受檢者等候區的容留管制人數。
4. 呈現各區域設備清消的頻次。

將上述作為具體量化，並搭配 Google 原有的意見回饋機制，讓受檢者以自身的體驗來增加受檢者就診的信心。幾週下來，目前科內業務已大半恢復至疫情前業務量能，各項檢查排程的未到率更降至 10% 以下，足見受檢者信心有大幅提升。

結論

本篇文章為實務經驗分享，每個醫院人力設備空間動線或有差異，然防疫策略及思考的細節及時序可互相觀摩學習。目前疫情尚未解除，仍然必須持續關注後續發展，做出必要反應。唯有拋棄既有框架持續滾動式調整，配合政府及院方政策，機動調整單位作為才能將疫情衝擊降到最低。用積極具體的作為打破病毒的傳播鏈，才能恢復受檢者信心，穩健邁向復歸業務之路。

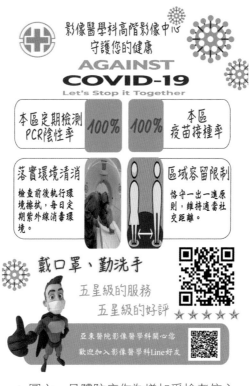

▲ 圖六　具體防疫作為增加受檢者信心

參考資料

楊佩瑄（2021）·台灣因應 COVID-19 之防疫管理及分艙分區分流：南部某醫學中心經驗·*醫學與健康期刊*，*10-1*，113-131

張藏能（2013）·新型冠狀病毒與 SARS 經驗回顧·*感染控制雜誌*，*23*，76-87·

衛生福利部疾病管制署（2020 年 2 月 27 日）·*國際重要疫情：中國大陸—新型冠狀病毒肺炎*·取自 https://www.cdc.gov.tw/ TravelEpidemic/Detail/ 4x3Ks7o9L_pvqjGI6c5N1Q?epidemicId=g1fK03WCf6zXymhtJWFVrA

衛生福利部疾病管制署（2020a）·*醫療機構因應嚴重特殊傳染性肺炎感染管制措施指引*

衛生福利部疾病管制署（2020b）·*為加強醫療院所分流分艙感染管制，建置社區採檢網絡，設立全國指定社區採檢院所 161 家與重度收治醫院 50 家*

盧映慈（2020 年 2 月 29 日）‧*武漢肺炎 / 台灣首例院內感染！一天增 5 名確診，其中 3 名是護理人員，總確診到 39 例*‧Health & Hope‧取自 https://heho.com.tw/archives/71357

Lee M. L, Chen C. J, Su I. J, Chen K. T. (2003). Use of quarantine to prevent transmission of Severe Acute Respiratory Syndrome-Taiwan. *JAMA, 290,* 1021-1021.

WHO 2020. *Coronavirus disease (COVID-2019) situation reports.* 2020，取自 https://www.who.int/emergencies/diseases/novel- coronavirus-2019/situationreports. Accessed 3/28/2020.

吸吐之間
——疫情下的肺功能檢查

王秉槐

亞東紀念醫院胸腔內科主治醫師

☽ 摘要

　　由於肺功能檢查，需要將口罩拿下，並請病人用力吸氣吐氣。在新冠疫情期間，肺功能檢查有著防疫的弱處，所以在這種情形之下，肺功能檢查必須要考量時效性以及必要性，若有必要檢查，於檢查前，需有 3 日內抗原快篩，並於檢查前一日或當日再度詢問無 TOCC 及新冠相關症狀後，再行檢查。檢查中，維持檢查室門關閉，技術員穿戴適當個人防護裝備。檢查後，進行環境及儀器清消後，再行安排下一位病人檢查。

☽ 前言

　　由於新冠病毒主要是藉由飛沫傳染，所以與氣霧相關的醫療行為，應該要儘量避免，在這樣子的一個情況之下，肺功能的檢查，需要將病人的口罩取下，接下來用力的吸氣跟吐氣，在吸氣的同時，如果說空氣中的微粒會含有病毒，可能會讓病人因此吸入；或者是病人是一位輕症或者是無症狀的新冠病毒感染者，他吐氣時所產生的飛沫，就有可能會汙染環境，而造成進一步的感染，所以在新冠病毒的疫情下，肺功能檢查就需要特別的考量。

一、肺功能檢查適應症

　　一般而言，肺功能檢查的目的包括下列幾項：

- 病人的肺功能損壞的程度有多嚴重？
- 是否有呼吸道阻塞的情形？有多嚴重？對支氣管擴張劑有沒有反應？

- 是否有肺臟或胸腔的限制性疾病？有多嚴重？
- 病人的肺泡功能（氣體擴散）有問題嗎？有多嚴重？
- 評估對治療的反應。
- 術前評估開刀的風險。
- 病人的喘是心臟功能或是呼吸功能受損導致？
- 長期的咳嗽或其他非特異性的呼吸症狀是不是氣喘的間歇發作？

這些是肺功能在一般情形下的適應症。不過在新冠病毒流行的期間，我們就要去思考，到底肺功能檢查是否有時效性？也就是說現在必須要做的，無法拖延。另外的話是對於治療的方針會不會有重大的影響？用這兩個因素來決定到底需不需要去做肺功能的檢查？我們可以舉例來說，以肺阻塞的診斷，一般而言，病人會有咳嗽、痰、呼吸不順等症狀，其次肺阻塞的風險因子，包括大於 40 歲、有抽菸或者是職業暴露等有害氣體的暴露，最後再藉由肺功能的檢查來評估及確診。不過我們根據 2017 年以後肺阻塞的分類評估，肺功能檢查當然是用於確定診斷及評估氣道阻塞程度的一個很重要的工具，但是實際上將病人分群跟治療的時候，我們是藉由於病人的症狀，以及未來急性發作的風險來作為治療的評估，所以在疫情期間，如果肺阻塞的診斷已經很明確了，這個時候肺功能檢查其實並沒有那麼的需要，我們一樣可以根據病人的症狀以及急性發作的風險來治療病人。

對於氣喘而言，會有一些獨特的症狀，比如說當變天的時候或晚上睡覺容易會出現咳嗽、胸悶、呼吸喘的症狀，或是常常感冒，亦或是感冒不容易好。我們可以藉助於肺功能檢查，如果病人的吐氣流速會有變異性，那就可以診斷氣喘，接下來評估病人的嚴重程度來調整我們的治療。實際上，如果是已經確定診斷氣喘的病人，我們通常都是藉由病人的症狀來評估氣喘控制狀況，比如說，他白天的氣喘的症狀，是否一個禮拜大於兩次以上，晚上會不會因為氣喘而醒過來，一個禮拜使用速效性支氣管擴張劑的次數是否要兩次以上，還有白天的活動會不會受到影響等症狀，並非得依靠肺功能來協助治療的判斷。至於新診斷氣喘的病人，如果症狀不典型的時候，除了經驗性療法，也可以在居家使用個人的尖峰呼氣流速計，確定一下病人的吐氣流速是否隨著時間而有不同的變化？這可以協助我們來確定我們的這個氣喘的診

斷。因此肺功能在疫情期間對於氣喘及肺阻塞並不是絕對必要的檢查,健保署也在因應新冠病毒流行的調整作為,公告氣喘以及肺阻塞的品質改善方案,肺功能檢查就不一定非得要做。

肺功能另外一個部分,很重要的是術前評估。其實病人的術前風險評估包括非常多的面向,包括病人的年紀、有沒有抽菸、本身的健康狀況及共病,病人的肺部的狀況只占了其中的一部分。其次是手術本身,一般來說心臟跟胸部的的手術的風險最大,其次是上腹部。手術的時間長短,時間越長風險越大。那再來是麻醉的方式,全身麻醉的風險是最大的。一般來說,肺功能的檢查雖然是手術前的一個評估項目,但並不能因為肺功能而作為拒絕手術的最主要的因素,也不需要常規安排檢查。當然有一些狀況下是我們會建議安排的:

- 肺臟的切除手術。
- 心肺的手術。

若病人有一些呼吸道的症狀或者是問題,上腹部的手術也可以考慮肺功能檢查。如果說這個病人有氣喘或者是肺阻塞,臨床上無法評估病人是否在穩定狀態,或有些呼吸急促的情況必須要分辨原因,以利於手術的決定跟術後照顧,這些情況也可以考慮來做肺功能檢查。所以並不是每個手術都必須要安排手術前的肺功能檢查。所以根據美國胸腔科醫師學院的建議,在疫情期間,肺功能檢查的適應症如下:

- 心胸及上腹部手術的評估。
- 確認肺阻塞的診斷。
- 評估間質性肺炎的嚴重程度以及對於治療的反應。
- 氣喘病人臨床上需要氣道阻塞的資訊。

二、本院肺功能室的因應作為

1.關閉全院的線上排程系統,改以人工排程。所有的病人必須要透過胸腔科醫師的評估,再加上我們的技術員對於檢查的一些相關的要求的說明,包括疫情三級期間需要 3 日之內的抗原快篩陰性,若無必要,陪病者不要入內陪同。

2. 檢查的前一天或者是當日會詢問病人的 TOCC，以及測量體溫，認為沒有問題的狀況之下，我們才會做這個檢查。如果有任何疑慮的話，會請病人返回門診，由原來的醫師再加以評估之後，再行安排。

3. 維持肺功能室負壓狀態，檢查時檢查室門常關，維持至少負二公分水柱的負壓，且每小時換氣量至少 12 次。檢查用機器，優先使用體箱計（如圖一），它的優點是由於病人是在密閉式的檢查箱受檢，具有物理性屏障，減少飛沫散布。那如果是接受一氧化氮擴散檢查（DLco）時，無適當物理性屏障時，則以高效能空氣濾清器作為輔助（如圖二）。

物理性屏障

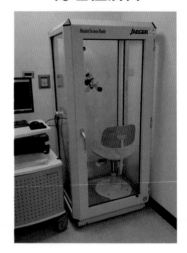

▲ 圖一　體箱計

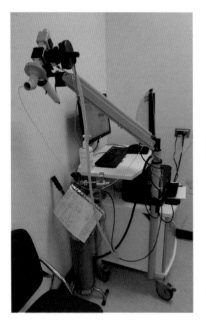 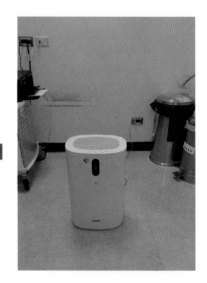

高效能空氣濾清器加強

▲ 圖二　一氧化氮擴散檢查（DLco）

4. 技術員的個人防護（PPE）：N95 口罩、隔離衣、面罩及髮帽（如圖三）。

5. 每個病人都使用拋棄式高效能過濾器，避免飛沫對機器的影響，並且檢查中用夾子，而不是用手來夾住鼻子，以減少病人手接觸到鼻子分泌物（如圖四）。

6. 檢查之後，會用 75% 的酒精消毒機器以及所有病人可能碰觸到的地方，並且會打開紫消燈消毒，靜置 10 到 15 分鐘之後，再安排下一個病人的檢查。同時為了消毒方便，避免清潔死角，檢查室裡面的擺設要盡可能的簡單。

面罩、N95、隔離衣、髮帽

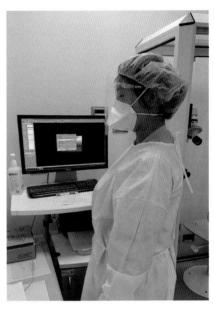

▲ 圖三　技術員的個人防護（PPE）

高效能過濾器
用夾子減少病人手接觸到鼻子分泌物

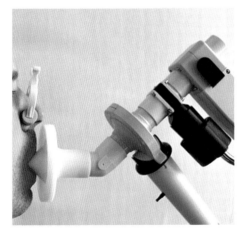
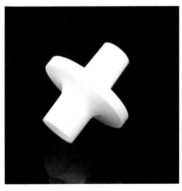

▲ 圖四　高效過濾器

7. 避免安排支氣管激發試驗、運動肺功能以及 6 分鐘行走測試，由於支氣管激發試驗，需要讓病人接受乙烯膽鹼（MethacoLINE）的氣霧吸入，而運動肺功能因運動之故，會大量的換氣及產生飛沫，不利於防疫。至於支氣管擴張試驗，則需由門診醫師開立速效型支氣管擴張劑噴霧（pMDI），以便檢查。

結論

在疫情期間，肺功能檢查必須要考量時效性以及必要性，若需檢查，在疫情流行期間，於檢查前，需有 3 日內抗原快篩，並於檢查前一日或當日再度詢問 TOCC 及新冠相關症狀後，再行檢查。檢查中，維持檢查室門關閉，技術員穿戴適當個人防護裝備。檢查後，進行環境及儀器清消後，再行安排下一位病人檢查。

神經生理檢查室新冠病毒疫情三級警戒期防護

馮偉雄

亞東紀念醫院神經生理診斷科主任

◗ 摘要

　　神經生理檢查室提供神經系統疾病相關生理診斷檢查、協助疾病診斷治療。設備包括腦電波儀、肌電圖儀、神經傳導儀、神經誘發電位儀、超音波腦血流檢查儀，及臨床認知功能衡鑑等檢查。在 COVID-19 疫情期間，仍持續提供必須實施的臨床神經生理檢查。COVID-19 屬高傳染性疾病，為了保障來院檢查病人安全及杜絕院內感染，神經生理檢查室除了降載非必要的臨床檢查、並於新冠疫情三級警戒期執行防護規劃。

◗ 前言

　　嚴重急性呼吸症候群冠狀病毒 2 型（SARS-CoV-2）於 2019 年 12 月首例報導引發新冠狀病毒疾病（COVID-19）。隨後迅速在世界各地擴散、並於 2020 年 3 月導致全球大流行。臺灣衛生福利部疾病管制署於 2021 年 10 月初統計已有 16,309 確診病例、其中死亡數為 846 人。

　　為了避免新冠病毒疫情於門診與病房的交互感染、疫情三級警戒期神經生理檢查室對於住院病人及門診病人採分艙分流安排檢查。病房病人以可移動式儀器在病房區執行檢查、門診病人則在門診區檢查室執行檢查。規劃如下：

一、住院病人

1. 檢查前準備

⑴ 疑似或確診新冠病毒病人在隔離病房或加護病房執行檢查。

⑵ 一般病房病人以可移動式儀器在病房內執行檢查。

2. 檢查人員防護措施

⑴ 在隔離病房或加護病房執行檢查時、檢查人員均需有完善的防護設備（PPE），包括全罩式防護衣、防水隔離衣、P100 口罩、防護面罩、手套、長筒鞋套。

⑵ 在一般病房病房執行檢查時、檢查人員皆配戴拋棄式乳膠手套、髮帽、並配戴 N95 口罩、防護面罩及布隔離衣。

3. 檢查後儀器消毒

⑴ 儀器及電極線檢查時、用 PC 薄膜全包膜。

⑵ 檢查後、儀器 70% 酒精噴灑消毒後拆除包膜。

⑶ 檢查人員脫防水隔離衣後，儀器拆全包膜後再用 70% 酒精噴灑消毒。

⑷ 與病人皮膚接觸的 EEG 電極泡 0.1% 漂白水 30 分鐘；儀器用漂白水擦拭。

⑸ 消毒後、腦電波儀及電極線靜置於準備間一星期後才再使用。

二、門診病人

1. 檢查前準備

⑴ 檢查前 7 天前電話提醒病人／陪檢者進行快篩。

⑵ 檢查人員穿戴防護裝備。

⑶ 檢查當天、病人叫號系統報到，已完成快篩病人進入檢查室前先填寫旅遊接觸史（TOCC）。

⑷ 檢查前病人／陪檢者及醫檢師均先使用洗手液清潔手部。

2. 檢查人員防護措施

⑴ 檢查人員皆配戴拋棄式乳膠手套、髮帽，並配戴口罩、防護面罩及布隔離衣。

⑵ 病人／陪檢者可配合時也應配戴口罩。

3. 檢查後儀器消毒

⑴ 病人離開檢查室後、應使用 75% 酒精擦拭消毒檢查儀器、檢查使用線材及工具。

⑵ 所有被檢查人員及病護碰觸的位置，必須於每次檢查結束後進行噴灑 75% 酒精消毒。

結論

為了避免新冠病毒人與人交互接觸感染、保護來院檢查病人安全，及杜絕院內感染。新冠病毒疫情期間醫療機構必須降載服務量及限制非必要的臨床檢查、以集中醫療量能提升感染控制。於新冠疫情三級警戒期間，唯有嚴格執行檢查感控 SOP，才有機會提升醫護人員及病人安全、避免感染擴散及杜絕院內感染。

COVID-19 全球大流行
之內視鏡中心因應之道

李依樺[1]、鍾承軒[2]

亞東紀念醫院超音波暨內視鏡中心組長[1]、主任[2]

◗ 摘要

　　新冠肺炎全球大流行影響人類生活甚鉅，也考驗著醫療體系量能的極限及重新分配醫療資源的能力，在疫情高峰時期，如何善用有效的防疫流程，來延緩常規醫療工作並且維持提供剛性緊急醫療服務，是非常重要的課題，尤其對於高風險的醫療行為，包括侵入性的內視鏡檢查來說，完善的感染預防及控制策略，對於保護第一線醫護人員、病人及陪病者是相當重要的事情，這些防疫工作大致上包括醫療服務降載、醫療人員與病家的保護措施、內視鏡儀器及環境的清消處理、儀器及人員進出高風險區域的動線安排，以及檢查後的染疫風險評估與追蹤工作，以下將分享亞東紀念醫院在COVID-19全球大流行之下的因應之道。

◗ 前言

　　新型冠狀病毒疾病（coronavirus disease-2019, COVID-19）是因宿主遭受「嚴重急性呼吸道症狀群冠狀病毒第二型（severe acute respiratory syndrome coronavirus-2, SARS-CoV-2）」感染，而造成全身性免疫發炎反應破壞重要器官，自2019年底迄今已造成全球上億人感染及數百萬人喪生，臺灣在2019年底針對武漢飛臺班機上機檢疫，2020年1月定義為第五類法定傳染病並成立中央流行疫情指揮中心，同年2月指揮中心升級為一級開設，WHO在2020年3月11日宣布全球大流行（Pandemic），臺灣本土由於政府超前部署的措施，截至2021年4月以前大約只有1,000人確診及10

人左右喪生（致死率約 1%），但是在 2021 年 5 月中以後因為爆發社區以及醫療院所的群聚感染導致疫情失控，截至 2021 年 10 月底已有超過 1 萬 6,000 多人感染及 800 多人死亡（致死率 5.2%），也因為疫情管制升級而影響了民眾的自由活動，更改變了民眾就醫便利性以及常規的醫療行為。

消化道疾病是臨床上常見的問題，許多消化道相關疾病的診斷及治療都需倚賴超音波以及內視鏡，根據研究統計，新冠肺炎患者以腸胃道症狀表現，可能包括（發生率）（Tien et al., 2020）：噁心（1 ～ 29.4%）、嘔吐（3.6 ～ 66.7%）、食慾不振（39.9 ～ 50.2%）、腹瀉（2 ～ 49.5%）、腹痛（2.2 ～ 6%）甚至消化道出血（4 ～ 13.7%），這些症狀也常常是安排超音波以及內視鏡檢查的原因，因此，臨床上醫師必須做好風險評估，以避免誤將新冠肺炎感染的消化道症狀表現當作侵入性檢查的理由，而造成病人與病人及醫護人員間的接觸，導致疾病的交互傳染及傳播，然而，會影響性命的急性消化道疾病，例如：緊急消化道出血、消化道異物阻塞、急性膽道或胰臟發炎等仍有剛性的緊急內視鏡治療需求，亞東紀念醫院因應新冠肺炎疫情肆虐，已建置好完善的系統性預防與治療措施，讓剛性需求的民眾可以放心地來就醫檢查，也減少因為疫情而造成其他疾病病情的延誤。

在疫情嚴重階段，尤其是社區有不明傳播感染源時，所有非緊急需求的超音波以及內視鏡檢查必須快速降載暫停或延期，病家也必須被充分告知降載的目的。醫療服務降載的主要原因，包括有：減少醫護人員及來檢病家可能接觸口水飛沫及糞便汙染的環境，而增加染疫傳播的風險；另外，也減少可能潛在社區無症狀帶原者來到醫院傳播病毒；此外，減少因為內視鏡檢查或檢查相關併發症消耗的醫療資源，例如：個人防護設備（PPE），以保留給照顧大量染疫患者的醫療團隊使用，更重要的是因常規業務量降載，可將超音波及內視鏡工作相關人員的工作項目做重新分配，經簡單訓練後加入防疫的相關工作，以下為亞東紀念醫院超音波暨內視鏡中心針對新冠肺炎大規模傳播及疫情失控之下的因應之道。

一、檢查前評估

進入院區內的所有人員實名制、體溫監測及健康聲明，排程前由消化專科醫師評估檢查之緊急必要性如表一，檢查前急診及住院病人需病毒核酸PCR檢測，門診病人及陪病者需要病毒抗原篩檢，倘若確診或是臨床疑似感染患者，經評估其內視鏡檢查為必要緊急，則在負壓專責隔離病室或負壓檢查室內執行。由於重症患者可能在加護病房負壓室執行緊急內視鏡，因此，必須事前了解內視鏡主機以及人員的進出動線，與清潔消毒的前室及乾淨區域的位置。所有醫護人員依照分組出勤上班，出入中心的路徑、更衣、用餐及辦公區域分艙分流，以減少不同組別人員之接觸，且依照病人風險穿著不同等級之拋棄式防護裝備來執行檢查業務（如圖一）。院內高風險醫護人員定期每週病毒抗原篩檢，並且每日體溫回報，以確保與民眾近距離接觸者為健康無病毒帶原之醫護人員。

表一　疫情高峰時之內視鏡檢查與治療的適應症

必須執行	建議延緩或新冠病毒篩檢後執行
急性腸胃道出血	胃食道逆流症
慢性腸胃道出血合併嚴重貧血	腸胃道手術後常規追蹤
消化道異物	定期大腸瘜肉追蹤
膽道阻塞性黃疸	功能性腸胃道疾病／腸躁症
急性膽管炎	發炎性腸道疾病追蹤
腸胃道狹窄影響由口進食及腸阻塞	良性或癌前腸胃道腫瘤追蹤治療
臨床疑似惡性腫瘤	健康肝炎病毒帶原者
慢性胰臟炎合併症 （腹腔內膿瘍或壞死性胰臟炎）	仍有功能之胃造廔管更換

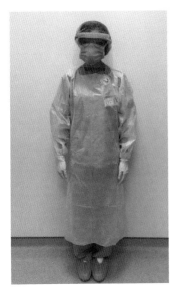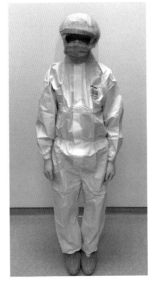

◀圖一 左圖：一般檢查防護裝備；右圖：確診及疑似新冠肺炎檢查防護裝備。

二、檢查中評估

新冠肺炎確診之病人有專責使用的內視鏡及清潔消毒主機系統，與一般民眾使用的內視鏡儀器及檢查室區隔不同，以避免因檢查而造成患者交叉傳染。針對確診患者的檢查，主機及電腦螢幕使用塑膠套全部包覆（如圖二）；針對一般患者使用特別訂製的壓克力箱（如圖三）來執行內視鏡操作，以減少飛沫噴濺造成人員及環境的汙染。另外，所有治療性醫材為一次性使用以避免重消使用可能造成的交叉感染。

三、檢查後評估

一般檢查民眾在術後定期於回診時評估是否有特殊新冠肺炎相關症狀，並提供手機訊息及電話諮詢相關問題，提醒內視鏡後 14 天內如有出現新冠肺炎相關症狀，務必儘速回診評估。內視鏡使用高層次消毒處理，檢查環境每日漂白水清潔消毒，主機在從專責病房使用過後務必先做終期消毒，尤其注意推車的輪胎也需要噴酒精消毒，此外，亞東紀念醫院感染管制中心也針對超音波暨內視鏡中心的環境與內視鏡儀器定期做微生物採檢，以確保提供民眾清潔乾淨的內視鏡及超音波檢查治療服務。

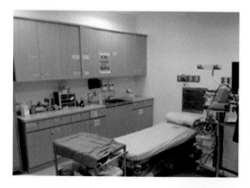
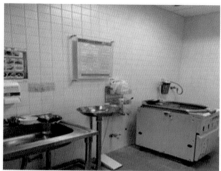
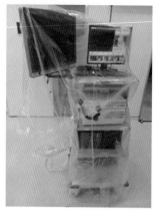
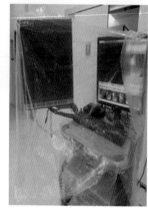
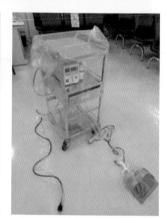

▲ 圖二　新冠肺炎確診患者之專責使用醫療儀器及負壓檢查室

☽ 結論

　　亞東紀念醫院超音波暨內視鏡中心致力於提供民眾潔淨與安全的檢查治療環境，尤其因應新冠肺炎疫情特別制定防疫措施，並配備先進的醫療儀器設備及技術，讓常規醫療服務更加安全，也維持剛性的緊急醫療服務。我們持續期許自己，以守護病人及醫護零感染為目標，並提升醫療品質及善盡社會醫療責任，戮力同心以完善防疫工作並維護國人之健康永續。

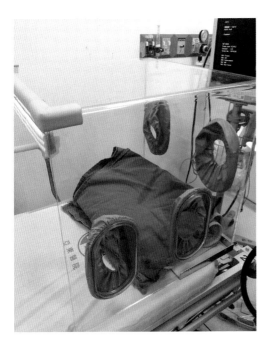
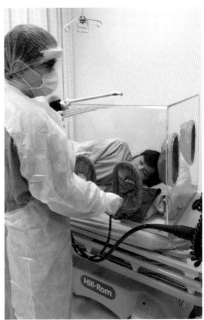
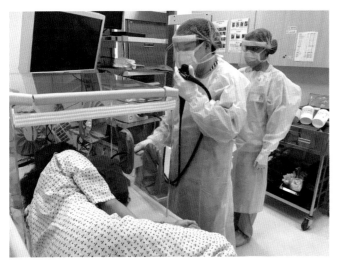

▲ 圖三 疑似患者檢查使用之防止噴濺壓克力箱

COVID-19 疫情下及復歸時心導管室因應之道

許榮城

亞東紀念醫院心導管室主任

❂ 摘要

　　COVID-19 這波疫情導致沉重的社會成本支出，醫療人員更處在被感染的壓力風暴之中，心導管室也在這次疫情中，建立分流制度，調整出勤人力，並有完善的防護措施和訓練。復歸時逐步解除分流，滾動式檢討門禁管制，在疫情下不忘對社會的醫療責任。

❂ 前言

　　臺灣自 2021 年 5 月中旬面對確診個案迅速的從雙北擴展到全臺灣，亞東紀念醫院地處新北市板橋區，鄰近臺北市萬華區，身處風暴的中心，診治許多 COVID-19 確診的病人，以下論述應對策略及方法。

疫情應對策略及方法

　　救治 COVID-19 的病人以及盛行期的其他非 COVID-19 病人，醫療照護提供者，必須先確保自己以及所有團隊成員，不能被感染，才能保有治療的人力量能。

　　COVID-19 疫情下之因應，分為以下的幾個方向：疫情爆發前的模擬演練，持續著裝穿脫練習，疫情下增加急導管人力已達到更好的感控，臨床降載以及分艙分流，制定 STEMI, shunt（dialysis access）治療流程，排定支援班表（篩檢／疫苗），規則人員普篩（唾液檢體 PCR），滾動式工作流程討論。

（一）疫情前的準備

個人防護裝備 PPE（personal protection equipment）包括了 N95 口罩或 P100 呼吸防護、鉛衣、兔寶寶裝、面罩、頭套、手套、腳套、防水隔離衣（圖一）。針對疑似及確診案例，穿脫個人防護裝備必須照著標準程序穿脫，並在平日未接觸病人前就要實際演練。防疫視同作戰，防疫物資都有造冊並點班。

（二）疫情中的調整

急導管增加 1 位出勤人力，制定各個人力的作業規範，事先演練，在疫情爆發時可提供更好的醫療照護品質流程與感染控制程序（圖二）。

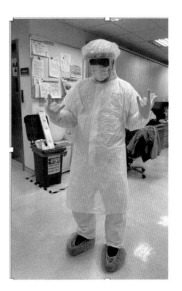

▲ 圖一　個人防護裝備

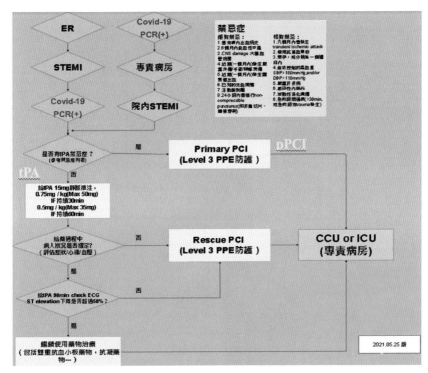

▲ 圖二　制定疫情中急診急性心肌梗塞的流程

將主治醫師，放射師，護理人員分成 Team A 及 Team B 兩組，兩組隔週處理臨床業務，另一組則提供後勤支援。在工作區、飲食區皆做區隔；值班室空氣清淨機的添設；每日床包的更換；頻繁的漂白水擦拭環境以及定期的紫消燈消毒，以減少交叉感染的機會。針對員工也做了數次的大規模深部唾液 PCR 的普篩，以確保員工的健康，及避免無症狀感染的存在（圖三、圖四）。

　　利用電子設備通訊軟體，遠距交班教學，並啟用遠端桌面軟體，利用平板電腦提供在寬敞通風的環境，給予家屬適當的病情解釋，包括導管影像的說明（圖五、圖六）。

（三）疫情後的調整

　　疫情緩解後，住院手術及門診手術逐步復歸，因應疫情緩解病人量上升，以及所有同仁至少施打一劑疫苗已超過 14 天，取消 A、B 組分組，恢

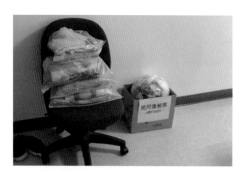

▲ 圖三　每日床包的更換

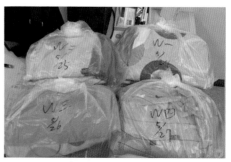

▲ 圖四　每日清消標示

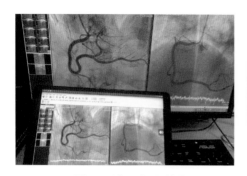

▲ 圖五　遠距交班教學

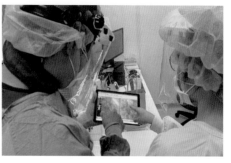

▲ 圖六　病情解釋

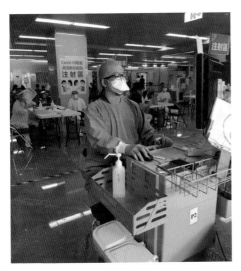

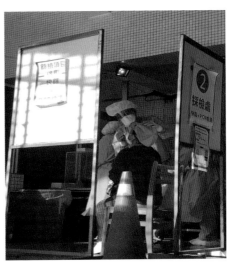

▲ 圖七　支援疫苗施打　　　　　　▲ 圖八　支援戶外篩檢

復正常上班，並持續支援戶外篩檢及疫苗施打站人力。門禁管制針對病人、家屬、維修補貨廠商皆有不同的規範，並做滾動式的檢討（圖七、圖八）。

結論

　　COVID-19 的疫情，考驗著醫院及單位的準備與應變能力。亞東紀念醫院導管室很榮幸配合院方整體的規劃，成功地參與了這一仗，守護家園，替臺灣的醫療貢獻一點微薄之力。進入後疫情時代，確保同仁疫苗保護力及保護裝備足夠，建立好門診及住院病人的治療流程，繼續扮演好守護臺灣民眾心血管健康的角色。

國家圖書館出版品預行編目資料

疫起攜手：亞東紀念醫院COVID-19照護經驗/
亞東紀念醫院著. -- 初版. -- 臺北市 : 五
南圖書出版股份有限公司, 2022.01
　面； 公分
ISBN 978-626-317-479-5(平裝)

1.徐元智先生醫藥基金會亞東紀念醫院 2.傳
染性疾病防制 3.嚴重特殊傳染性肺炎 4.傳染
性疾病護理
412.471　　　　　　　　　　110021337

4J05

疫起攜手
亞東紀念醫院COVID-19照護經驗

作　　者：王守訥、王秉槐、王思雯、方美玲、田蕙如、
　　　　　江宏彬、朱芳業、江佩陵、李民如、李明玲、
　　　　　李依樺、吳佳容、吳待芬、吳筱筑、林子玉、
　　　　　林世強、林怡廷、林芮祁、林品馥、林易萍、
　　　　　林淑惠、林慧玉、邱振倫、周繡玲、洪思穎、
　　　　　洪嘉蕙、洪翠霞、范傑閔、袁再明、孫淑慧、
　　　　　許志豪、許永隆、許榮城、陳怡君、陳怡惠、
　　　　　陳美芳、陳國錚、陳詠真、陳慧齊、陳麗珍、
　　　　　張家綺、許夢萍、黃明喜、程　音、曾思瑩、
　　　　　楊素眞、楊家瑞、楊琇淳、馮偉雄、游雅梅、
　　　　　湯惠斐、彭渝森、彭麗真、楊詩蘋、黃馨頤、
　　　　　葉秀雯、熊佩韋、熊蕙筠、趙秋棠、廖淑華、
　　　　　劉玉玲、劉彩文、劉筱琪、蔡光超、潘怡如、
　　　　　潘思宇、蔡薰儀、賴宜芳、賴彥君、錢信德、
　　　　　盧惠敏、鍾承軒、謝嘉芬、闕詩芹

（依姓名筆畫排序）

總 召 集：邱冠明
總 策 劃：周繡玲
總 編 輯：周繡玲
主　　編：賴宜芳
文字編輯：金明芬、吳韻如
封面設計：徐小碧工作室
內頁排版：theBAND・變設計—Ada

出 版 者：財團法人徐元智先生紀念基金會
地　　址：106臺北市大安區敦化南路二段207號38樓
電　　話：02-2733-8000　　傳　　真：02-2736-7184
電子郵件：found@metro.feg.com.tw

發 行 人：楊榮川
總 經 理：楊士清
總 經 銷：五南圖書出版股份有限公司
地　　址：106臺北市大安區和平東路二段339號4樓
電　　話：02-2705-5066　　傳　　真：02-2706-6100
網　　址：https://www.wunan.com.tw
電子郵件：wunan@wunan.com.tw